Beck • Borg-Laufs • Bormann

Therapie-Tools
Kindeswohlgefährdung

E-Book inside auf psychotherapie.tools

Mit dem untenstehenden Download-Code erhalten Sie dieses Buch als E-Book im PDF-Format. Hierfür ist eine Registrierung auf www.psychotherapie.tools notwendig:

1. www.psychotherapie.tools/e-book-inside öffnen.
2. Code eingeben.
3. Auf »Freischalt-Code einlösen« klicken.
   Der Code ist einmal gültig.
4. Im Warenkorb auf »Zur Kasse« klicken
   und Vorgang nach Login abschließen.

Das E-Book steht Ihnen in Ihrem Kundenkonto unter »Mein Material« zur Verfügung. Es ist ausschließlich für den persönlichen Gebrauch einer einzelnen Person bestimmt.

Für Institutionen und Teams bieten wir gestaffelte Mehrplatz-Lizenzen an, die sich an der Zahl Ihrer Nutzer:innen orientieren. Kontaktieren Sie uns unter vertrieb-psychotherapie.tools@beltz.de und sichern Sie sich Ihre Mehrplatz-Lizenz!

ZNTGMW7PS7

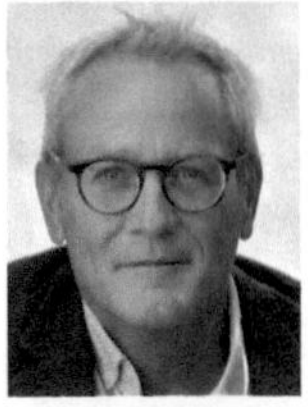

Dr. Norbert Beck, Dipl.-Psych., Dipl.-Soz.päd. (FH), ist Leiter des Therapeutischen Heims Sankt Joseph des SkF in Würzburg, einer stationären Jugendhilfeeinrichtung mit multiprofessionellem Behandlungsansatz.

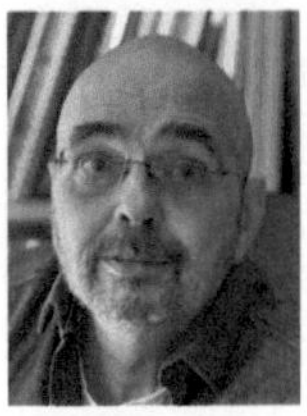

Prof. Dr. Michael Borg-Laufs, Dipl.-Psych., ist Professor und war Dekan am FB Sozialwesen der Hochschule Niederrhein in Mönchengladbach. Seine Arbeitsschwerpunkte sind Jugendhilfe, Kindes- und Jugendwohlgefährdung, Diagnostik, Kinder- und Jugendlichenpsychotherapie, Soziale Online-Netzwerke.

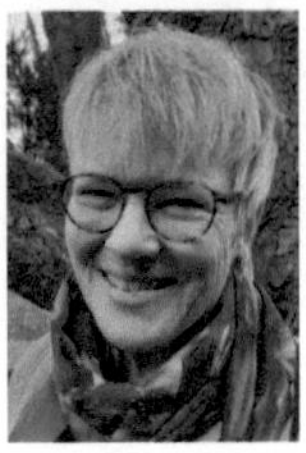

Monika Bormann, Dipl.-Psych., ist Psychologische Psychotherapeutin. Bis 2021 war sie Leiterin der Caritas-Beratungsstelle *Neue Wege*, einer ärztlichen und psychosozialen Beratungsstelle gegen Misshandlung, Vernachlässigung und sexuellen Missbrauch von Kindern, mit Abteilungen für betroffene und für sexuell übergriffige Kinder, Jugendliche und Heranwachsende. Danach war sie drei Jahre Ansprechperson im Bistum Essen für Betroffene von sexuellem Missbrauch durch Kirchenmitarbeiter:innen.

Norbert Beck • Michael Borg-Laufs • Monika Bormann

Therapie-Tools Kindeswohlgefährdung

Mit E-Book inside und Arbeitsmaterial

BELTZ

Dr. Norbert Beck
Therapeutisches Heim Sankt Joseph im SkF
Wilhelm-Dahl-Str. 19
97082 Würzburg
E-Mail: Beck.Norbert@skf-wue.de

Prof. Dr. Michael Borg-Laufs
Hochschule Niederrhein
Fachbereich Sozialwesen
University of Applied Sciences
Reinarzstr. 49
47805 Krefeld
E-Mail: michael.borg-laufs@hs-niederrhein.de

Dipl.-Psych. Monika Bormann
E-Mail: Monika.Bormann@t-online.de

Dieses Buch ist erhältlich als:
ISBN 978-3-621-29112-5 Print
ISBN 978-3-621-29113-2 E-Book (PDF)

1. Auflage 2026

Lektorat: Karin Ohms
Umschlagbild: Lina-Marie Oberdorfer
Herstellung: Sonja Droste
Satz: WMTP Wendt-Media Text-Processing GmbH, Birkenau
Druck und Bindung: Beltz Grafische Betriebe, Bad Langensalza
Beltz Grafische Betriebe ist ein Unternehmen mit finanziellem Klimabeitrag (ID 15985-2104-1001).
Printed in Germany

Weitere Informationen zu unseren Autor:innen und Titeln finden Sie unter: www.beltz.de

Inhalt

Verzeichnis der Arbeits- und Informationsblätter

1 Einführung

2 Rechtliche Rahmenbedingungen

3 Vorgehen bei einer Meldung von Kindeswohlgefährdungen

4 Diagnostik

5 Therapeutische Arbeit im Rahmen von Kindeswohl und Kindeswohlgefährdungen

5.1 Therapeutische Arbeit mit Kindern und Jugendlichen

5.2 Therapeutische Arbeit mit Eltern

5.3 Selbstfürsorge für Psychotherapeut:innen

Vorwort

In unserer Funktion als Dozent:innen und Supervisor:innen in der Ausbildung von Psychotherapeut:innen ist uns immer wieder deutlich geworden, dass Aspekte des Kindesschutzes und der Kindeswohlgefährdungen bei angehenden und auch fertig ausgebildeten Psychotherapeut:innen häufig Verunsicherung hervorrufen. Dies ist nicht weiter verwunderlich, da entsprechende Probleme in mancherlei Hinsicht nicht so recht zu psychotherapeutischer Logik und Vorgehensweisen passen. Insbesondere der damit verbundene »Kontrollaspekt« und auch die z. T. notwendigen, eher direktiven Vorgehensweisen weichen von üblichem psychotherapeutischem Denken und Vorgehen ab. Während etwa Sozialarbeiter:innen, die die Ausbildung in Kinder- und Jugendlichenpsychotherapie absolvieren, häufig aus dem Studium bestimmte Kenntnisse und Kompetenzen in dieser Richtung mitbringen, wurden Psycholog:innen im Studium kaum mit kindeswohlrelevanten Fragestellungen konfrontiert. Auch in der psychotherapeutischen Ausbildung selbst ist das häufig nur ein randständiges Thema oder sogar, in der Ausbildung von Psychotherapeut:innen für Erwachsene, ein gar nicht vorkommendes Thema. Die Verunsicherung der Kolleg:innen ist daher gut nachvollziehbar.

Gleichzeitig handelt es sich aber um ein Thema von großer Wichtigkeit, da psychische Erkrankung eines Kindes nicht selten auch mit kindeswohlgefährdendem Verhalten der Eltern oder Elternersatzpersonen assoziiert ist und auch psychisch kranke Erwachsene in ihrer Elternrolle durch die Besonderheiten ihrer Erkrankung häufiger nicht in der Lage sind, ein auf die Bedürfnisse des Kindes abgestimmtes Erziehungsverhalten zu zeigen, welches Kindeswohlgefährdungen vermeidet. Hier liegt also sowohl in der Erwachsenenpsychotherapie als auch in der Kinder- und Jugendlichenpsychotherapie die Notwendigkeit vor, kompetent mit möglichen Kindeswohlgefährdungen umzugehen, sowohl was das Erkennen einer Kindeswohlgefährdung angeht als auch bezüglich dann geeigneter Vorgehensweisen im Umgang mit Eltern, Kindern und mit freien Trägern der Jugendhilfe sowie dem öffentlichen Träger. Auf einmal werden nicht nur psychotherapeutische Kenntnisse und Kompetenzen benötigt, sondern auch solche aus der Sozialen Arbeit und auch Rechtskenntnisse. Zu beachten ist dabei auch, dass die betroffenen Familien in nicht wenigen Fällen noch keinen Kontakt zu Jugendhilfe oder anderen professionellen Hilfesystemen haben. Insofern sind die behandelnden Psychotherapeut:innen dann die einzigen, die Einblick in eine kindeswohlgefährdende Situation haben und daher in der Verantwortung stehen, hier zum Wohle des Kindes angemessen vorgehen zu können.

Mit dem vorliegenden Buch möchten wir dazu beitragen, Verunsicherungen zu verringern und praxisnahe Handlungsleitlinien zur Verfügung zu stellen. Alle drei Autor:innen haben langjährige Erfahrungen in der Jugendhilfe und sind gleichzeitig auch approbierte Psychotherapeut:innen. Daher hoffen wir, relevante Hilfen zur Verfügung stellen zu können, die den Bedarfen der jungen Menschen und der Eltern in kindeswohlgefährdenden Situationen gerecht werden und gleichzeitig gut in den psychotherapeutischen Prozess integrierbar sind.

Würzburg, Mönchengladbach und Bochum, im November 2025

Norbert Beck
Michael Borg-Laufs
Monika Bormann

1 Einführung

Psychotherapie ist eine Leistung nach dem SGB V bei Störungen mit Krankheitswert. Kindeswohl bzw. Kindeswohlgefährdung sind keine Störungsbegriffe, können aber im therapeutischen Setting relevant werden und fordern Psychotherapeut:innen sowohl emotional als auch mit sehr spezifischem Wissen. Dazu gehört das Erkennen von Kindeswohlgefährdung genauso wie das Wissen um die möglichen und notwendigen Handlungsschritte.

Kinderschutz ist dabei eine Aufgabe für alle Psychotherapeut:innen und Berater:innen, nicht nur für die, die unmittelbar mit den betroffenen Kindern arbeiten. Hier ein paar Fragestellungen, die im therapeutischen Alltag relevant werden können:

- Eltern wenden sich an Psychotherapeut:innen oder in Beratungsstellen an Berater:innen, weil sie sich selbst als misshandelnd oder vernachlässigend erleben.
- Die Selbstschilderungen der Patient:innen, die aus einem anderen Grund Psychotherapie oder Beratung gesucht haben, legen den Verdacht auf Kindesmisshandlung, Vernachlässigung oder sexuelle Übergriffe nahe.
- Gewalt zwischen den Erwachsenen ist Therapie- oder Beratungsthema. Das bedeutet immer auch Kindeswohlgefährdung für die Kinder in der Familie. Es ist belegt, dass Kinder bei Gewalt in der Familie faktisch mit-misshandelt und häufig auch traumatisiert werden.
- Manche psychischen Erkrankungen der Patient:innen werfen die Frage auf, ob diese (vorübergehend) als eingeschränkt oder völlig unzureichend erziehungsfähig eingestuft werden müssen. Diese Einschätzung bedeutet Kindeswohlgefährdung.
- In einer laufenden Therapie erzählen Kinder und Jugendliche von irgendeiner Gewaltform im häuslichen Umfeld.
- Das Verhalten des Kindes weckt den Verdacht auf Gewalterfahrung oder andere Kindeswohlgefährdung.
- Andere Menschen erzählen etwas über die Patient:innen, was den Verdacht auf Kindeswohlgefährdung weckt.

Wichtig

In jedem Fall erwartet das Kinderschutzgesetz in § 4 des KKG auch von den Berufsgeheimnisträger:innen, also den Berufen mit Verschwiegenheitspflicht, dass sie einen Verdacht auf Kindeswohlgefährdung ernst nehmen, prüfen und dann angemessen handeln. Für die freien Berufe gilt dabei eine Befugnisnorm, d. h., sie müssen eigenverantwortlich prüfen, welche Schritte sie gehen wollen. Dazu gehört auch das Recht, gegen die Verschwiegenheitspflicht zu verstoßen, wenn sie alle anderen eigenen Kompetenzen zur Abwendung der Kindeswohlgefährdung ausgeschöpft haben.

Dieser Therapie-Tools-Band will eine praktische Hilfestellung für die möglichen und notwendigen Handlungsschritte sein. Er bietet Material für die Verdachtsklärung, beschreibt die Handlungsmöglichkeiten, häufige Probleme und Konflikte und informiert über die Rechtslage.

Der Therapie-Tools-Band gliedert sich in vier größere Bereiche:
(1) eine Einführung mit wesentlichen inhaltlichen Bestimmungen zu Kindeswohl und Kindeswohlgefährdung
(2) rechtliche Fragestellungen mit einem Schwerpunkt auf das Meldeverfahren bei Kindeswohlgefährdungen
(3) diagnostische Aspekte
(4) Handlungsstrategien im therapeutischen Setting, differenziert nach Strategien mit Kindern und Jugendlichen, mit den Sorgeberechtigten und Aspekten der Eigenreflexion für Therapeut:innen

Hinweise zur Nutzung der Materialien
In den folgenden Kapiteln sind die Materialien anhand bestimmter Merkmale zusammengefasst. Bei vielen der Tools finden sich zunächst einige grundlegende Informationen und dann das Arbeitsblatt zur weiteren Bearbeitung durch Therapeut:innen, Eltern, Jugendliche oder Kinder. Welche Zielgruppe jeweils angesprochen ist, kann an dem Icon rechts oben auf der Seite erkannt werden.

T **»Therapeut:in«:** Mit diesem Zeichen werden Arbeitsblätter gekennzeichnet, die von Psychotherapeutinnen und Psychotherapeuten oder auch von anderen Kolleg:innen mit einer weitreichenden Zusatzqualifikation für die psychosoziale Beratung / Betreuung (etwa mehrjährige Weiterbildung oder Master-Studium in Beratung) bearbeitet werden können.

E **»Eltern«:** Mit diesem Zeichen versehene Arbeitsblätter können zur Bearbeitung an Eltern ausgegeben werden.

K **»Kind«:** Materialien mit diesem Zeichen sind speziell für die Bearbeitung durch Kinder konzipiert.

J **»Jugendliche:r«:** Materialien mit diesem Zeichen sind speziell für die Bearbeitung durch Jugendliche konzipiert.

Im folgenden Abschnitt finden sich insbesondere Materialien bezüglich einer inhaltlichen und begrifflichen Einordnung von Kindeswohl und Kindeswohlgefährdung sowie Aspekte der Gewaltdynamik im Rahmen von Kindeswohlgefährdungen.

Arbeits- und Informationsmaterialien

INFO 1 Kindeswohl und Kindeswohlgefährdung
Dieses Informationsblatt gibt einen Einblick in die rechtliche Verankerung, definitorische Kriterien und Häufigkeit von Kindeswohlgefährdungen.

INFO 2 Die Dynamik bei Kindeswohlgefährdungen
Hier geht es um die Frage, warum Gewalt gegen Kinder oft so lange geschehen kann, ohne dass die Kinder Hilfe suchen oder Erwachsene etwas merken.

INFO 3 Kindeswohlgefährdung, psychische Störungen und Langzeitfolgen
Auf diesem Informationsblatt wird ein Überblick über den Zusammenhang von Kindeswohlgefährdungen und psychischen Störungen sowie die Langzeitfolgen gegeben.

Kindeswohl und Kindeswohlgefährdung

Definitorische Kriterien Kindeswohl

Obwohl das Kindeswohl ein zentraler Begriff im Familienrecht, im Kinder- und Jugendhilferecht und auch im BGB ist, existiert keine rechtlich verbindliche Definition dieses Begriffs. Vielmehr findet eine definitorische Annäherung über den Begriff der Kindeswohlgefährdung statt.

Im Grundgesetz wird in Artikel 6 zunächst das Recht und die Pflicht der Eltern auf Erziehung, aber auch eine staatliche Wächterfunktion darüber, zugrunde gelegt. Im BGB, § 1626, wird dieses Recht und die Pflicht zur elterlichen Sorge konkreter normiert. Dabei wird die Vermögens- und die Personensorge unterschieden. In § 1631 BGB wird der Inhalt der Personensorge ausgeführt, in § 1666 BGB werden Maßnahmen des Familiengerichtes bei einer Gefährdung des Kindeswohles formuliert.

Zentrale rechtliche Aspekte zur Kindeswohlgefährdung

Quelle	Gesetzestext	Zentraler Inhalt
GG Artikel 6 (2)	Pflege und Erziehung der Kinder sind das natürliche Recht der Eltern und die zuvörderst ihnen obliegende Pflicht.	Recht und Pflicht der Eltern auf Erziehung
	Über ihre Betätigung wacht die staatliche Gemeinschaft.	Staatliche Wächterfunktion des Jugendamtes
BGB § 1626 (1)	Die Eltern haben die Pflicht und das Recht, für das minderjährige Kind zu sorgen (elterliche Sorge). Die elterliche Sorge umfasst die Sorge für die Person des Kindes (Personensorge) und das Vermögen des Kindes (Vermögenssorge).	Aufteilung der elterlichen Sorge in Personensorge und Vermögenssorge
BGB § 1631	(1) Die Personensorge umfasst insbesondere die Pflicht und das Recht, das Kind zu pflegen, zu erziehen, zu beaufsichtigen und seinen Aufenthalt zu bestimmen.	Umfang der Personensorge
	(2) Das Kind hat ein Recht auf Pflege und Erziehung unter Ausschluss von Gewalt, körperlichen Bestrafungen, seelischen Verletzungen und anderen entwürdigenden Maßnahmen.	Recht auf gewaltfreie Erziehung
	(3) Das Familiengericht hat die Eltern auf Antrag bei der Ausübung der Personensorge in geeigneten Fällen zu unterstützen.	Unterstützung durch das Familiengericht bei der Ausübung der Personensorge auf Antrag

Kindeswohl und Kindeswohlgefährdung

Quelle	Gesetzestext	Zentraler Inhalt
BGB § 1666 (1)	Wird das körperliche, geistige oder seelische Wohl des Kindes oder sein Vermögen gefährdet und sind die Eltern nicht gewillt oder nicht in der Lage, die Gefahr abzuwenden, so hat das Familiengericht die Maßnahmen zu treffen, die zur Abwendung der Gefahr erforderlich sind.	Familiengerichtliche Handlungsmöglichkeiten bei Kindeswohlgefährdung

Alle Aspekte führen aber über eine Gefährdung zum Begriff des Kindeswohles, das Kindeswohl an sich wird nicht definiert, es handelt sich um einen unbestimmten Rechtsbegriff.

Grundbedürfnisse und Grundrechte
Nach der Deutschen Liga für das Kind (Maywald, 2019) ist für eine allgemeingültige Bestimmung des Begriffs Kindeswohl eine doppelte Bezugnahme sowohl auf die **Grundbedürfnisse** als auch auf die **Grundrechte des Kindes** notwendig und stellt sowohl für sozialstaatliches als auch pädagogisch-therapeutisches Handeln eine zentrale Leitlinie dar.
Grundrechte. Die Grundrechte leiten sich aus der UN-Kinderrechtskonvention (UN-KRK) ab, die 1992 von der BRD ratifiziert wurde. Sie gilt seitdem verbindlich im Rang eines einfachen Bundesgesetzes. Auf dieser Basis wurde das Kinderschutzgesetz (KKG) entwickelt, das alle Menschen, die mit oder für Kinder arbeiten, auf diese Rechte verpflichtet. Es gilt der Kindeswohlvorrang. Besondere Bedeutung hat Art. 3, Abs. 2 UN-KRK, wonach »dem Kind unter Berücksichtigung der Rechte und Pflichten seiner Eltern, seines Vormunds oder anderer für das Kind gesetzlich verantwortlicher Personen der Schutz und die Fürsorge zu gewährleisten (ist), die zu seinem Wohlergehen notwendig sind«.
Elternrechte und Elternpflichten. Im Gegensatz zu den Kinderrechten sind die Elternrechte und -pflichten in Deutschland im Grundgesetz verankert. Den Eltern obliegen das Recht und die Pflicht, ihre Kinder zu erziehen und für ihr Wohl zu sorgen. Die Gesellschaft springt nur ein, wenn die Eltern aus Unfähigkeit oder niederen Beweggründen ihre Rechte missbrauchen oder nicht erfüllen. Auch bei den Elternrechten gilt der Kindeswohlvorrang, d. h., das Kindeswohl steht dann über den Elternrechten, wenn es erkennbar und langfristig gefährdet ist.
Grundbedürfnisse. Hinsichtlich der Grundbedürfnisse wird im Zusammenhang mit Kindeswohl und Kindeswohlgefährdung oft auf die »Basic Needs« rekurriert, die Fegert (2019) mit unterschiedlichen Artikeln der UN-KRK in Verbindung setzt. Als kindliche Basisbedürfnisse werden formuliert:

Das Bedürfnis nach …
- Liebe, Akzeptanz und Zuwendung
- stabilen Bindungen
- Ernährung und Versorgung
- Gesundheit
- Schutz vor Gefahren von materieller und sexueller Ausbeutung
- Wissen, Bildung und Vermittlung hinreichender Erfahrung

Kindeswohl und Kindeswohlgefährdung

Als Arbeitsdefinition für das Kindeswohl (Best Interest of the Child) schlägt Maywald (2019) vor:

Definition

Ein am **Wohl des Kindes** ausgerichtetes Handeln ist dasjenige, welches die an den Grundrechten und Grundbedürfnissen von Kindern orientierte, für das Kind jeweils günstigste Handlungsalternative wählt.

In einer Einordnung des Begriffes Kindeswohl durch die wissenschaftlichen Dienste des Bundestages (Deutscher Bundestag, 2018) wird abschließend darauf hingewiesen, dass die unscharfe Definition des Kindeswohls als unbestimmter Rechtsbegriff durchaus bewusst und gewollt sei, damit durch eine zu enge Definition bestimmte Formen der Gefährdung nicht ausgeschlossen werden.

Kindeswohlgefährdung

Definition

Der Begriff der **Kindeswohlgefährdung** leitet sich wie bereits oben skizziert aus dem § 1666 BGB ab und wird über die Rechtsprechung des Bundesgerichtshofes konkretisiert als »das Vorliegen einer gegenwärtigen, in einem solchen Maß vorhandenen Gefahr, dass bei der weiteren Entwicklung der Dinge eine erhebliche Schädigung des geistigen oder leiblichen Wohls des Kindes mit hinreichender Wahrscheinlichkeit zu erwarten ist« (Kepert et al., 2023, S. 32).

Als Gefährdungsursachen werden
- die missbräuchliche Ausübung der elterlichen Sorge,
- die Vernachlässigung des Kindes,
- das unverschuldete Elternversagen,
- das Verhalten eines / einer Dritten

aufgeführt.

Aus der Definition ergeben sich drei Kriterien:
(1) Gegenwärtigkeit der vorhandenen Gefahr
(2) Nachhaltigkeit und Erheblichkeit der Schädigung
(3) Sicherheit der Vorhersage

Als Annahme einer gegenwärtigen Gefahr formulieren Kindler et al. (2006b, S. 35):
- das feststellbare elterliche Unterlassen bzw. Tun (z. B. gewalttätiges Verhalten)
- die konkreten vorfindbaren Lebensumstände eines Kindes (z. B. fehlende Lebensmittel, eklatante Unfallgefahren)
- Aspekte der Entwicklung des Kindes (z. B. deutlich delinquente Entwicklung)

Die Nachhaltigkeit und Erheblichkeit erfordern die Feststellung zu Art und Ausmaß der Schädigung unter Berücksichtigung des Alters und der Entwicklung eines Kindes.

Die Sicherheit der Vorhersage berücksichtigt den zeitlichen Zusammenhang der Schädigung und setzt eine bereits eingetretene oder unmittelbar bevorstehende Schädigung voraus.

Kindeswohl und Kindeswohlgefährdung

Diese kindschaftsrechtliche Definition von Kindeswohlgefährdung führt zu einer sozialwissenschaftlich gebräuchlichen Einteilung in die Trias *Vernachlässigung, Misshandlung, sexueller Missbrauch.*

Die folgenden definitorischen Ansätze für unterschiedliche Vernachlässigungs-, Misshandlungs- und Missbrauchsformen erfolgen in Anlehnung an die S 3-Kinderschutzleitlinien und das *Handbuch Kindeswohlgefährdung nach § 1666 BGB und Allgemeiner Sozialer Dienst (ASD)* (Kindler et al., 2006b).

Definition • Vernachlässigung

Als **Vernachlässigung** wird das andauernde oder wiederholte Unterlassen fürsorglichen Handelns bzw. Unterlassen der Beauftragung geeigneter Dritter mit einem solchen Handeln durch Eltern oder andere Sorgeberechtigte verstanden. Diese Unterlassung führt zu erheblichen Beeinträchtigungen der physischen und / oder psychischen Entwicklung des Kindes oder beinhaltet vorhersehbar ein hohes Risiko solcher Folgen.

Emotionale Vernachlässigung. Als emotionale Vernachlässigung ist die andauernde oder extreme Vernachlässigung der Bedürfnisse eines Kindes zu verstehen. Folgende Bereiche der Bedürfnisse werden dabei berücksichtigt:

- *Bedürfnis nach Sicherheit und Geborgenheit:* Das Bedürfnis nach einem Familienumfeld, das frei von Feindseligkeit und Gewalt ist, sowie das Bedürfnis nach einer konstant verfügbaren und stabilen Bezugsperson.
- *Bedürfnis nach Akzeptanz und Selbstwertgefühl:* Das Bedürfnis nach wohlwollender Aufmerksamkeit und der Abwesenheit von extrem negativer und unrealistischer Bewertung.
- *Bedürfnis nach altersgemäßer Autonomie und Selbstständigkeit:* Das Bedürfnis des Kindes, seine Umwelt und außerfamiliären Beziehungen zu erkunden, das Bedürfnis, sich innerhalb der elterlichen Grenzen und Regeln individuell zu entwickeln, sowie das Bedürfnis des Kindes, keine unangemessenen Verantwortlichkeiten zu tragen oder Beschränkungen auferlegt zu bekommen.

Physische Vernachlässigung. Physische oder körperliche Vernachlässigung stellt das »Versagen« bzw. das Unterlassen der sorgeberechtigten Personen dar, für die minimal notwendige Befriedigung physischer Bedürfnisse des Kindes zu sorgen. Unter die physischen Bedürfnisse werden die Sicherstellung von ausreichend Nahrung, Flüssigkeit, Unterkunft, Kleidung sowie der Schutz vor Gefahren oder Schaden verstanden. Die mangelhafte Versorgung bezieht sich auf eine längerfristige Unterversorgung (Nahrung), ist kontextabhängig (Unterkunft, Kleidung) zu bewerten und berücksichtigt auch die medizinische Versorgung. Der Schutz vor vorhersehbaren Gefahren oder Schaden umfasst sowohl mangelnde als auch unangemessene, altersabhängige Beaufsichtigung oder Gefährdung des Kindes.

Misshandlung

Körperliche Misshandlung. Unter körperlicher (physischer) Misshandlung werden alle Handlungen von Eltern oder anderen Bezugspersonen verstanden, die durch Anwendung von körperlichem Zwang bzw. Gewalt zu erheblichen physischen oder psychischen Beeinträchtigungen des Kindes und seiner Entwicklung führen oder vorhersehbar ein hohes Risiko solcher Folgen bergen.

Kindeswohl und Kindeswohlgefährdung

Emotionale Misshandlung. Bei dieser Misshandlungsform beeinträchtigen Bezugspersonen aktiv die psychische Befindlichkeit von Kindern und Jugendlichen. Formen emotionaler Misshandlung können sein:

- Entwertung des Kindes oder der Jugendlichen durch negative Einstellung (z. B. grobe, herabsetzende Sprache; inadäquate Strafen; unrealistische Anforderungen)
- Instrumentalisierung der Kinder und Jugendlichen in elterlichen Konflikten
- Vermitteln von Schuldgefühlen an Kinder oder Jugendliche
- Verhinderung adäquater Entwicklungsmöglichkeiten

Münchhausen-by-proxy-Syndrom

Hierunter wird eine seltene Form der Misshandlung verstanden, bei der Erkrankungen oder Behinderungen durch nahe Bezugspersonen fälschlicherweise angegeben, vorgetäuscht oder künstlich herbeigeführt bzw. aufrechterhalten werden. Kennzeichnend ist, dass Kinder wiederholt zu medizinischen Untersuchungen und Behandlungen vorgestellt werden, um eine medizinische Intervention zu erlangen. Die Bezugspersonen geben keine Ursachen für die Erkrankung / Störung an und bei einer Trennung von Kind und Bezugsperson kommt es zu einer Reduktion der Symptomatik (Noeker & Keller, 2002).

Sexueller Missbrauch

Sexueller Missbrauch oder sexuelle Gewalt ist jede sexuelle Handlung, die an oder vor Mädchen und Jungen gegen deren Willen vorgenommen wird oder der sie aufgrund körperlicher, seelischer, geistiger oder sprachlicher Unterlegenheit nicht wissentlich zustimmen können. Der Täter oder die Täterin nutzt dabei seine / ihre Macht- und Autoritätsposition aus, um eigene Bedürfnisse auf Kosten des Kindes zu befriedigen.

Kindeswohlgefährdung in Zahlen

Häufigkeit. Als Indikator für die Häufigkeit von Kindeswohlgefährdungen wird auf die amtliche Statistik der Kinder- und Jugendhilfe (Destatis, 2024) zurückgegriffen, in die die Gefährdungsmeldungen an die Jugendämter einfließen. Das heißt, dass hier lediglich das Hellfeld der Gefährdungsmeldungen und der in einem Einschätzungsprozess als akute oder latente Kindeswohlgefährdungen bewerteten Vorfälle berücksichtigt werden.

Diese Statistik weist für das Jahr 2024 72.800 Fälle von Kindeswohlgefährdungen aus. Von diesen Fällen werden 54 % als akute und 46 % als latente Kindeswohlgefährdungen beschrieben. In 26 % der Fälle handelte es sich um wiederholte Meldungen von Kindeswohlgefährdungen innerhalb eines Jahres.

Art der Gefährdung. Bei der Differenzierung nach Arten der Gefährdung liegt die Vernachlässigung mit 58 % an erster Stelle, gefolgt von psychischer Misshandlung (37 %), körperlicher Misshandlung (28 %) und sexuellem Missbrauch (6 %) (Mehrfachnennungen waren möglich).

Täter:innen. Die Erfassung der Personen verdeutlicht, dass der größte Anteil der Kindeswohlgefährdungen von Personen aus dem engeren familiären Umfeld ausgeht. Dies trifft für ca. 75 % der gemeldeten Fälle zu. Hier stehen die Mütter oder Adoptivmütter mit gut 45 % an erster Stelle, 28 % der Fälle von Kindeswohlgefährdungen erfolgten durch die Väter bzw. Adoptivväter. In 4 % handelt es sich um Stiefelternteile, neue Partner:innen eines Elternteils oder Pflegeeltern.

Kindeswohl und Kindeswohlgefährdung

In 22 % wurden andere Verwandte oder Personen außerhalb der Familie genannt, in 17 % der Fälle konnten keine Angaben dazu gemacht werden.

Die Entwicklung der Meldungen von Kindeswohlgefährdungen hat 2024 einen vorläufigen Höhepunkt erreicht und bildet eine kontinuierliche Steigerung der gemeldeten Fälle ab. Die Steigerung beträgt seit Einführung der Statistik mit 38.283 gemeldeten Fällen im Jahr 2012 auf das Jahr 2024 90 %.

Über diese amtliche Statistik hinaus weisen repräsentative Studien eine deutlich höhere Prävalenz aus. In einer repräsentativen Studie (Häuser et al., 2011) erfassten die Autoren die Häufigkeit und den Schweregrad von retrospektiv berichteter Misshandlung in einer Altersgruppe von insgesamt über 2500 Menschen im Alter von 14 bis über 60 Jahren. Die Intensität des Missbrauchs / der Vernachlässigung wurde gruppiert und in *kein bis minimal*, *leicht bis moderat*, *moderat bis schwer* sowie *schwer bis extrem* klassifiziert. Insgesamt 68 % aller Befragten berichteten rückblickend von irgendeiner Form des Missbrauchs oder der Vernachlässigung. Knapp 9 % berichteten von einer schweren Form von Misshandlung und Vernachlässigung.

Häufigkeit von Misshandlungs- und Missbrauchserfahrungen (Häuser et al., 2011)

	Häufigkeit in Deutschland (%)	
	leicht bis moderat	**schwer / extrem**
Emotionale Misshandlung	13,3	1,6
Körperliche Misshandlung	9,3	2,7
Sexueller Missbrauch	10,6	1,9
Emotionale Vernachlässigung	42,8	6,5
Körperliche Vernachlässigung	37,6	10,8

Die Dynamik bei Kindeswohlgefährdungen

Hier geht es um die Frage, warum Gewalt gegen Kinder oft so lange geschehen kann, ohne dass die Kinder Hilfe suchen oder Erwachsene etwas merken.

Kindeswohlgefährdung hat sehr unterschiedliche Ursachen. Unwissenheit und Unfähigkeit der Eltern geschehen in einer anderen Dynamik als bewusst eingesetzte Gewalt. Beides führt in unterschiedlicher Intensität zu einem Konglomerat von Angst, Schmerz, Schuldgefühlen, Ohnmacht, Scham, Ambivalenz, Bedrohung und Strafe. Dabei ist es für die Kinder objektiv unklar, wer wirklich verantwortlich ist und Schuld hat, während die Eltern häufig ihre eigenen Schuldgefühle oder auch das Wissen um die eigene Schuld dem Kind überstülpen. Das Ergebnis ist in jedem Fall eine hohe Unsicherheit und Ambivalenz bei den Kindern, verbunden mit einem massiven Schweigedruck. Für sie steht alles auf dem Spiel, nämlich ihr Zuhause.

Wir schlüsseln diese Aspekte im Folgenden auf, verbunden jeweils mit Anregungen, wie man damit umgehen kann. Dazu gehören die Materialien:

- **INFO 15** »Das Schweigen der Kinder – Gesprächsführung bei Verdacht auf Kindesmisshandlung«
- **INFO 18** »Förderung eigener Werte beim Kind«
- **AB 23** »Arbeit an Schuldgefühlen mithilfe von Schuldsteinen«
- **INFO 20** »Basiswissen zu Voraussetzungen und Dynamik der Gewalt«
- **INFO 21** »Umgang mit Angst«
- **INFO 22** »Umgang mit Trauer und Wut«

An dieser Stelle folgen schon einmal die wichtigsten Faktoren, die zeigen, warum Kindeswohlgefährdung immer wieder über einen längeren oder auch jahrelangen Zeitraum geschehen kann, ohne dass die Kinder Hilfe suchen oder die Umwelt etwas merkt bzw. so viel merkt, dass sie eingreift.

Die Selbsterlaubnis (Selbstrechtfertigung) der Täter:innen

In der Regel wissen misshandelnde Eltern, dass das, was sie tun, nicht in Ordnung ist. Manchmal erlauben sie sich z. B. ihre Schläge mit altbekannten Sätzen wie »Das Kind bettelt um Schläge« oder »Wer sein Kind liebt, züchtigt es«, aber in der Regel wissen sie, dass es dazu keinen gesellschaftlichen Konsens mehr gibt. Kinder haben ein Recht auf gewaltfreie Erziehung. Im Gegenteil ist die Misshandlung von Schutzbefohlenen (StGB § 225 Abs. 1) und der sexuelle Missbrauch von Kindern (StGB § 174 ff.) strafrechtlich geregelt mit hohen möglichen Gefängnisstrafen. Das bedeutet, dass misshandelnde Eltern unter massiver Angst leiden, die Außenwelt könne sich einmischen und ihnen die Kinder wegnehmen oder sie selbst anzeigen. Sie werden bei Ansprache eher abstreiten oder bagatellisieren, als das Problem benennen.

Gleichzeitig sagen sie ihre Selbstrechtfertigungen den Kindern, was in der Regel bedeutet, dass die Kinder von den Eltern zumindest mitverantwortlich für ihre Taten gemacht werden. Die daraus resultierenden Schuld- und Schamgefühle tragen bei zum Schweigen der Kinder.

Die Dynamik bei Kindeswohlgefährdungen

Strategien und Strukturen, die Kinder zum Schweigen bringen

Die Kinder wissen auch, dass niemand wissen darf, was zu Hause geschieht. Sie kennen nur ihre Familie als Lebensort und können sich ein anderes Leben nicht vorstellen. Kinder, die evtl. Pflegestellen und Heimeinrichtungen erlebt haben, in denen sie misshandelt wurden, haben oft ebenfalls Angst vor erneuten Wechseln. Die Wahrscheinlichkeit, dass auch sie spontan abstreiten und bagatellisieren, ist groß.

Zur Angst vor der Zerstörung der Familie kommen die Botschaften, die die Kinder bei den verschiedenen Formen der Kindeswohlgefährdung entweder vermittelt bekommen oder durch die Taten erleben. Vernachlässigung ist per se Missachtung und beinhaltet die Botschaft »Du bist nichts wert« oder »Du bist meiner Fürsorge nicht wert«. Tätige Gewalt, sei es durch Schläge, Tritte u. Ä., oder sexueller Missbrauch erfordern beim Angreifer oder der Angreiferin immer ein Gedankenkonstrukt, das ihnen ihre Taten erlaubt. Finkelhor et al. (2016) nennen es den Abbau der inneren Hemmung, etwas Böses zu tun, denn jeder Mensch will ein guter Mensch sein. Beispiele zum Schlagen wurden oben genannt. Beispiele zum sexuellen Missbrauch beinhalten ebenfalls fast immer die Botschaft, dass das Kind die sexuellen Handlungen will oder verdient hat. So lauten mögliche Gedanken, dass sexueller Missbrauch zwar eigentlich schlecht ist (oder von der Gesellschaft so gesehen wird), aber in diesem besonderen Fall anders gesehen werden muss, weil das Kind in seinen tiefsten Wünschen die sexuellen Handlungen will, weil es sie als Strafe verdient hat, weil seine Mutter sie als Strafe verdient hat u. Ä. Diese Gedanken dienen ausschließlich dem Täter bzw. der Täterin. Aber sie werden dem Kind vermittelt und entfalten im Kind ihre zerstörerische Wirkung. Die Kinder lernen, dass sie nichts wert sind und nichts Besseres verdient haben. Da sie in der Folge glauben, dass sie schlecht sind, sind sie oft jeder Hilfe gegenüber sehr misstrauisch. Sie können sich nicht vorstellen, dass Menschen das anders sehen. Manchmal leugnen sie einfach, weil sie sich nicht vorstellen können, dass jemand sie liebenswert und wertvoll findet und ihnen helfen und etwas Gutes tun will.

Dieser Schuldzuschreibung durch den Täter oder die Täterin kommt ein tiefes Bedürfnis der Kinder entgegen. Dass sie lieber sich selbst als »schlecht« konstruieren, also selbst die Schuld für die an ihnen begangenen Taten übernehmen, entspricht der Tatsache, dass das Bindungsbedürfnis in der Kindheit allen anderen Bedürfnissen übergeordnet ist. Für Kinder ist es von existenzieller Bedeutung, »gute« Bindungspersonen zu haben. Daher wollen sie auch bei misshandelnden oder missbrauchenden Eltern die Illusion der guten Bindungsperson unbedingt aufrechterhalten, auch wenn sie sich durch die Selbstzuschreibung als »schlecht« selbst in ihrem Grundbedürfnis nach Selbstwerterhöhung verletzen. (vgl. **INFO 16** »Psychische Grundbedürfnisse«)

Und da fast jede Hilfe die Zerstörung der Familie zur Folge haben kann, ist noch ein dritter Gedanke für die Kinder wichtig. Wenn durch ihr Sprechen die Familie zerstört wird, ist ihnen völlig klar, dass sie allein Schuld daran tragen. Genau das ist ihnen während der Misshandlungen in der Regel auch gesagt worden. Es ist sehr schwer, ihnen verständlich und vor allem fühlbar zu machen, dass Verantwortung und Schuld bei Kindeswohlgefährdung immer bei den Erwachsenen liegen, die die Kinder schädigen.

Die Kinder haben also viele gute Gründe zu schweigen. Und sie brauchen sehr viel Mut und Hoffnung oder auch Verzweiflung, um sich mit ihrem Elend anderen Erwachsenen anzuvertrauen. Häufig führt das dazu, dass sie sich anderen Kindern anvertrauen, weil sie vor diesen weniger Angst haben. Es ist daher wichtig, Meldungen, die über andere Kinder kommen, sehr ernst zu nehmen.

Die Dynamik bei Kindeswohlgefährdungen

Gründe für Zeug:innen, bei Verdacht nicht einzugreifen

Gesellschaftlich gibt es darüber hinaus die Erschwernis, dass es allgemein eine große Sorge gibt, jemandem zu Unrecht etwas zu unterstellen. Das gilt ganz besonders für Familien, in deren Leben man sich nicht einmischen will. Manche Nachbarn machen höchstens anonyme Meldungen, weil sie Angst vor dem gewalttätigen Elternteil haben. Entgegen der Befürchtung, dass man zu Unrecht etwas Böses unterstellt, verleumdet oder dass man im Gespräch Kindern etwas einredet, besteht eher das Problem des Wegsehens, Nichtglaubens und Schweigens. Für Kinder erhöht sich dadurch die Hürde, Hilfe zu suchen und zu finden.

Die Gestaltung von zeugenfreien Räumen

Täter und Täterinnen machen sich diese Ängste der Kinder zunutze. Gewalt braucht einen zeugenfreien Raum. Das gelingt zum einen dadurch, dass in einer Familie alle Mitglieder gut wissen, wie die anderen sich bewegen. Es ist relativ einfach, Räume und Zeiten zu finden, in denen aller Voraussicht nach niemand kommen wird. Manchmal teilen die Kinder die Bemühungen, nicht entdeckt zu werden, weil sie Angst vor den Folgen haben (s. oben).

Außerdem ist die Gewalt oft nicht nur für ein einzelnes Familienmitglied bedrohlich. Wenn die Mutter auch geschlagen wird und alle Kinder voller Angst unter dem Tisch sitzen und nur hoffen, dass sie selbst nicht vom Vater angegriffen werden, besteht trotz vieler Zeug:innen ein zeugenfreier Raum, weil keine Zeug:innen dabei sind, die eingreifen könnten.

Weiter kann durch allgemeine Gewalttätigkeit des Täters auch erreicht werden, dass Nachbar:innen und auch andere erwachsene Zeug:innen nicht eingreifen, weil sie selbst Angst vor dem Täter haben.

Das Nicht-Glauben organisieren

Neben dem Verhindern, überhaupt entdeckt zu werden, gehört es zur Misshandlung, Vorsorge zu ergreifen, dass niemand glaubt, wenn das Kind doch redet oder etwas beobachtet wird. Grooming der Umwelt nennt man alle Bemühungen der Täter:innen, innerhalb der Familie, in der Nachbarschaft, im Verein … einen Eindruck zu vermitteln, absolut vertrauenswürdig und kinderfreundlich zu sein. Wenn dieses Grooming gut gelingt, kann es nach einer strafrechtlichen Verurteilung sein, dass die betroffenen Kinder oder die Menschen, die sie unterstützt haben, in ihrem Umfeld der Lüge bezichtigt, beschimpft und ausgegrenzt werden.

Konsequenzen für die Therapie

Das bedeutet, dass für betroffene Kinder nicht nur die persönliche und familiäre Hürde sehr hoch ist, über das eigene Leiden zu sprechen. Auch das Risiko, auf Zweifel und Unglauben zu treffen, ist hoch. Darum ist es in Psychotherapie und Beratung absolut notwendig, Kindern bei solchen Themen in den ersten Gesprächen Glauben zu schenken. Die Wahrscheinlichkeit, dass sie nur einen Bruchteil von dem schildern, was sie erlebt haben, ist deutlich höher, als dass sie etwas erfinden. Erst wenn nach mehreren Gesprächen Zweifel an der Erzählung entstehen oder nicht nachlassen, ist es ratsam, in Supervision oder Intervision alles Gehörte auf Plausibilität zu prüfen und neu zu entscheiden, ob man immer noch glaubt.

Kindeswohlgefährdung, psychische Störungen und Langzeitfolgen

Kindeswohlgefährdende Situationen und Erfahrungen wie Misshandlung, sexueller Missbrauch oder Vernachlässigung stellen zentrale Risikofaktoren für die psychische Entwicklung junger Menschen dar. Umgekehrt bilden psychische Störungen bei Kindern und Jugendlichen einen Risikofaktor für Missbrauch, Misshandlung oder Vernachlässigung. Damit besteht ein hoher Zusammenhang von Kindeswohlgefährdung und psychischen Störungen, der sich aber nicht unidirektional und monokausal abbildet. Es gibt kein typisches Missbrauchs- oder Vernachlässigungssyndrom, vielmehr wird von einem multifinalen und äquifinalen Entwicklungsgeschehen ausgegangen. Das heißt, dass vergleichbare entwicklungs- und kindeswohlgefährdende Situationen zu sehr unterschiedlichen Verläufen führen können (Multifinalität) oder vergleichbare psychische Entwicklungen durch sehr unterschiedliche entwicklungs- und kindeswohlgefährdende Ausgangslagen (Äquifinalität) hervorgerufen werden können (Plener et al., 2017).

Art und Schwere der psychischen Folgen von Kindeswohlgefährdungen sind dabei von verschiedenen Faktoren abhängig, wie

- Art, Schweregrad und Häufigkeit der Gefährdung
- Kombination von Gefährdungen
- Merkmale des Kindes (Alter, Temperament etc.)
- Entwicklungskontext des Kindes (Familienbedingungen)
- Person, von der die Gefährdung ausgeht.

Psychische Folgen

Die psychischen Folgen können akut und mittelbar sein, wie z. B. eine Posttraumatische Belastungsstörung, oder aber auch zeitlich verzögert mit einem erhöhten Risiko von psychosozialen Belastungen, psychischen und auch somatischen Störungen. Gossmann und Fegert (2024) streichen dabei heraus, dass die Folgen emotionalen Missbrauchs den Folgen sexuellen und physischen Kindesmissbrauchs vergleichbar sind. Diese Missbrauchsform ist im psychotherapeutischen Kontext deshalb genauso zu berücksichtigen, da das Risiko emotionalen Missbrauchs für die längerfristige Entwicklung von Kindern und Jugendlichen eher unterschätzt wird und junge Menschen mit emotionalen Misshandlungserfahrungen ein hohes Risiko haben, auch andere Misshandlungsformen erlebt zu haben.

Zu den häufigsten Folgen belastender Kindheitserlebnisse gehören grundsätzlich Posttraumatische Belastungsstörungen (PTBS), wobei Kinder mit Traumata des Typs II, also wiederholten und häufigen traumatisierenden Erlebnissen wie Vernachlässigung, Missbrauch und Misshandlung, die Kriterien einer Posttraumatischen Belastungsstörung oft nicht erfüllen und eher ein Muster der unten genannten sukzessiven Störungen ausbilden (Gerke et al., 2023; Ziegenhain & Kindler, 2023).

Die möglichen Folgen von Missbrauch und Vernachlässigung sind (Plener et al., 2017; Witt et al., 2019; Felitti et al., 2007):

Kleinkindalter

- Gedeihstörungen
- Dysphorie
- Schlaf- und Verdauungsstörungen
- Entwicklungsrückstände in der kognitiven Entwicklung

Kindeswohlgefährdung, psychische Störungen und Langzeitfolgen

Kindesalter

- Einnässen, Einkoten
- Aggressives und impulsives Verhalten
- Bindungsstörungen

Kindes- und Jugendalter

- Externale Störungen (Störung des Sozialverhaltens)
- Emotionale Störungen (Angst, Depression)

Erwachsenenalter

- Alkohol- und Drogenmissbrauch
- Depressivität
- Ängstlichkeit
- Interpersonale und gegen sich selbst gerichtete Gewalt
- Aufsuchen von Hochrisikosituationen
- Riskantes Sexualverhalten
- Suizidversuche

Körperliche Folgen

Neben den psychischen Langzeitfolgen weisen die Studien auch ein erhöhtes Risiko für körperliche Erkrankungen wie Atemwegserkrankungen, kardiovaskuläre Erkrankungen, neuromuskuläre Erkrankungen und Adipositas aus. Weiter geht nach der Studienlage Vernachlässigung häufiger mit internalisierendem Verhalten und deutlich unterdurchschnittlichen Leistungen einher, Misshandlungen ziehen häufiger externalisierende Verhaltensstörungen und erhöhte Gewaltbereitschaft nach sich, sexueller Missbrauch hat häufig Ängste, Depressionen, Aggressionen und sexualisiertes Verhalten zur Folge.

Als pathophysiologische und pathopsychologische Mechanismen werden maladaptive Bewältigungsmechanismen und chronischer Stress zugrunde gelegt. Durch die Exposition mit wiederholten und multiplen entwicklungsgefährdenden Ereignissen und Rahmenbedingungen wird der kindliche Organismus in eine permanente Fight-or-Flight-Bereitschaft versetzt. Als vermittelnde Prozesse kommen verschiedene psychobiologische Mechanismen wie eine dysregulierte Hypothalamus-Hypophysen-Nebennierenrinden-(HPA-)Achse infrage (Fegert et al., 2013).

Kumulierte Entwicklungsrisiken

Dies führt zu einem kumulativen Modell der Entwicklungsrisiken. Es sind nicht allein die Missbrauchs- und Vernachlässigungserfahrungen als entwicklungsgefährdend zu berücksichtigen. Vielmehr wachsen diese Kinder in der Mehrzahl der Fälle mit einer Reihe weiterer Belastungsfaktoren auf, wie z. B. Trennung und Scheidung, Alkohol- oder Drogenmissbrauch im Elternhaus, Gewalt im Elternhaus, psychische Erkrankung eines Elternteils oder Delinquenz. Nach der ACE-Studie (Felitti et al., 1998) bilden Kinder mit vier oder mehr belastenden Kindheitserlebnissen eine Hochrisikogruppe hinsichtlich der psychosozialen Entwicklung. So war das Risiko in der Gruppe mit vier oder mehr belastenden Kindheitserlebnissen für Depressivität um das 7,7-Fache, für Ängstlichkeit um das gut 7-Fache, für Aggressivität um das gut 10-Fache und für eine niedrigere Lebenszufriedenheit um das 5-Fache erhöht. Verdeutlicht wird dieser Mechanismus in der »ACE«-Pyramide, die zeigt, wie negative Kindheitserfahrungen in starkem Zusammenhang mit diversen Risikofaktoren für Erkrankungen über die Lebensspanne stehen (Felitti et al., 1998).

Kindeswohlgefährdung, psychische Störungen und Langzeitfolgen

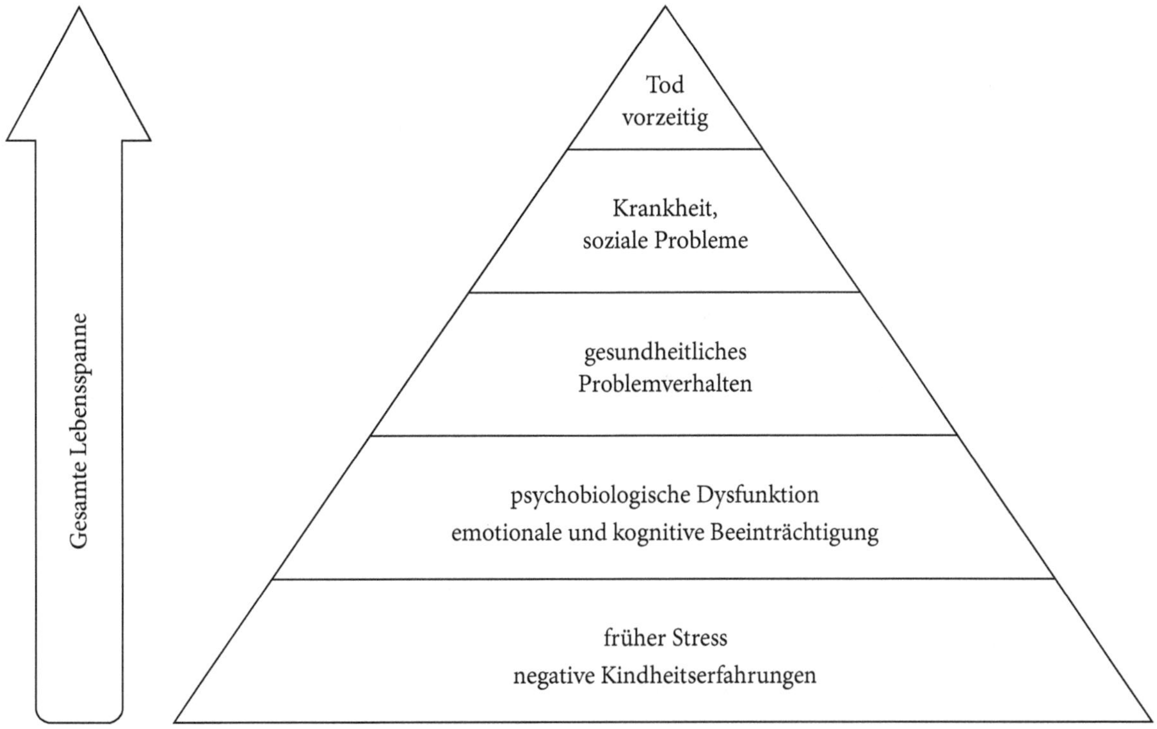

Die »ACE«-Pyramide: Die Auswirkung negativer Kindheitserfahrungen auf die Entwicklung von Menschen über die gesamte Lebensspanne

2 Rechtliche Rahmenbedingungen

Fragestellungen des Kindeswohls und der Kindeswohlgefährdung müssen oft im Zusammenspiel unterschiedlicher Versorgungssysteme und unter Berücksichtigung rechtlicher Aspekte beantwortet werden. Für Psychotherapeut:innen ist deshalb die Kenntnis rechtlicher Grundlagen, das formalrechtliche Prozedere sowie das Wissen über und die Verbindung zu angrenzenden Versorgungssystemen, insbesondere der Kinder- und Jugendhilfe, von großer Bedeutung. Hierzu finden sich im folgenden Kapitel Informationen.

Arbeits- und Informationsmaterialien

INFO 4 Das Strafverfahren und seine Bedeutung in der Therapie nach sexuellem Missbrauch oder schwerer Misshandlung
Dieses Informationsblatt informiert umfänglich über den Ablauf und die rechtlichen Besonderheiten von Strafverfahren, damit Therapeut:innen Handlungssicherheit im eigenen Vorgehen und in der Beratung der betroffenen Kinder und Eltern haben.

INFO 5 Das Familiengericht zwischen Kinderschutz und Elternrechten
Das Familiengericht ist zuständig für die rechtliche Umsetzung des Kinderschutzes. Hier sind die notwendigen Informationen zur Arbeitsweise der Familiengerichte.

INFO 6 Das Bundeskinderschutzgesetz (BKiSchG)
Das BKiSchG regelt den koordinierten Kinderschutz. Hier finden sich die wichtigen Informationen im Zusammenhang mit psychotherapeutischer Arbeit. Das konkrete Vorgehen zur Meldung von Kindeswohlgefährdungen wird in Kapitel 3 beschrieben.

INFO 7 Schweigepflicht, Regelungen zur Informationsweitergabe und Aktenführung
Im therapeutischen Prozess sind Schweigepflichtregelungen zu berücksichtigen. Hier werden diese Regelungen in Verbindung mit Fragestellungen einer Kindeswohlgefährdung zusammengestellt.

INFO 8 Das System Kinder- und Jugendhilfe
Eine Kenntnis der Systematik der Kinder- und Jugendhilfe kann für Psychotherapeut:innen insbesondere bei Fragestellungen des Kindeswohls und der Kindeswohlgefährdung von Bedeutung sein.

INFO 9 Hinwirken auf Zusammenarbeit mit dem Sozialen Dienst des Jugendamtes
Immer wieder haben Kinder und Eltern Angst vor der Inanspruchnahme der Hilfemöglichkeiten des Jugendamtes, weil so viele Schreckensgeschichten verbreitet werden. Dieses Informationsblatt gibt Hilfestellungen, wie Therapeut:innen diesen Ängsten der Menschen begegnen können.

Das Strafverfahren und seine Bedeutung in der Therapie nach sexuellem Missbrauch oder schwerer Misshandlung

Im Folgenden wird umfänglich über den Ablauf und die rechtlichen Besonderheiten von Strafverfahren informiert, damit Therapeut:innen Handlungssicherheit im eigenen Vorgehen und in der Beratung der betroffenen Kinder und Eltern haben.

Basisinformation

Grundsätzlich ist es wichtig zu wissen, dass in Deutschland keine Anzeigepflicht besteht. Therapeut:innen müssen nur dann ernsthaft über eine Anzeige nachdenken, wenn sie damit eine ganz konkret geplante Tat verhindern können. Die allgemeine Gefährdung durch wiederholte Kindesmisshandlung gehört nicht dazu. Aber da es bei Kindeswohlgefährdung, v. a. bei sexuellem Missbrauch, jederzeit zu einem Strafverfahren kommen kann, ist es wichtig, dass Therapeut:innen wissen, was dann auf die Kinder zukommt.

Ein Strafverfahren dient der Schuldfindung und Bestrafung, nicht dem Kinderschutz. Es basiert auf der Unschuldsvermutung und folgt dem Unmittelbarkeits- und Mündlichkeitsprinzip (§ 250 StPO). Da es in der Regel bei sexuellem Missbrauch und bei vielen Misshandlungsformen keine Sachbeweise gibt, liegt ein großes Gewicht auf der Zeug:innenaussage.

- **Unmittelbarkeitsprinzip:** Erkennendes Gericht muss für die Urteilsfindung bedeutsame Tatsachen selbst feststellen.
- **Mündlichkeitsprinzip:** Entscheidungsgrundlage ist nur, was in der Hauptverhandlung mündlich vorgetragen wird, vgl. §§ 261, 257 StPO (Schriftstücke zu verlesen, § 249 I StPO).
- **Strengbeweis:** Einführung von Beweismitteln in die Hauptverhandlung durch abschließende formale Mittel.
- **Vernehmung der Zeug:innen** ist nicht durch Verlesung des Vernehmungsprotokolls zu ersetzen (§ 250 Abs. 2 StPO): Zeug:innen müssen grundsätzlich persönlich vor Gericht aussagen; schriftliche Erklärungen sind nur in Ausnahmefällen zulässig.

(Quelle: www.jurahilfe.de)

Ablauf

Ein Strafverfahren beginnt mit der Anzeige bei der Polizei. Die Arbeit der Polizei folgt dem Legalitätsprinzip, d. h., sie muss ermitteln, sobald sie den berechtigten Verdacht auf eine Straftat hat. Bei Offizialdelikten wie dem sexuellen Missbrauch kann eine Anzeige daher nicht zurückgenommen werden.

- Polizeiliche Vernehmung

  Als Erstes wird die Person vernommen, die die Anzeige erstattet. Danach in jedem Fall die betroffene Person (Opferzeug:in). Deshalb ist es wichtig, nicht über den Kopf der Betroffenen hinweg Anzeige zu erstatten. Es wird wegen der hohen Bedeutung der Zeug:innenaussage detailliert gefragt. Nach der Vernehmung erstellt die Polizei ein ausführliches Protokoll. Die Betroffenen müssen warten, bis dieses fertig ist, und es unterschreiben. Es ist wichtig, dieses Protokoll genau zu lesen und bei Bedarf auch zu korrigieren. Es kommt in die Unterlagen zu einer möglichen Hauptverhandlung und steht allen Verfahrensteilnehmer:innen zur Verfügung.

  Mögliche Hilfen:

  - Betroffene Zeug:innen können eine Begleitperson zur Vernehmung mitbringen. Wichtig ist, dass es sich dabei nicht um eine emotional beteiligte Person handelt. Eltern sind in der Regel ungeeignet. Das Risiko ist hoch, dass die Kinder nicht alles erzählen, wenn sie merken, wie schwer das für die Eltern ist.

- Recht auf Nebenklagevertretung: Opferzeug:innen haben das Recht auf anwaltliche Vertretung. Die Nebenklagevertreter:innen dürfen auch schon zur polizeilichen Vernehmung mitgehen.
- Begleitung durch Fachberatungsstellen oder Psychotherapeut:innen ist möglich. Dabei muss aber bedacht werden, welche Mitarbeiter:in evtl. später auch Zeug:in in der Hauptverhandlung wird.

▶ Nach der Vernehmung der betroffenen Zeug:innen können weitere Zeug:innen vernommen werden. Bei Kindern sind das in der Regel die nicht beschuldigten Elternteile.

▶ Tatortbesichtigungen sind möglich.

▶ Die Beschuldigten werden in der Regel vernommen, wenn genügend Informationen zum Sachverhalt zusammengetragen wurden.

▶ Richterliche Vernehmung:
Falls die begründete Sorge besteht, der/die Opferzeug:in könnte die Aussage bei der Hauptverhandlung (durchschnittlich ein Jahr nach der Anzeige) nicht wiederholen (Zeugnisverweigerungsrecht, zu belastet …), besteht die Möglichkeit zur richterlichen Vernehmung. In einer Hauptverhandlung gelten alle Vernehmungs- oder Gesprächspersonen, auch die Polizei, als Zeug:innen vom Hörensagen. Nur Vernehmungsrichter:innen gelten als direkte Zeug:innen und könnten direkte Zeug:innen in einer Hauptverhandlung ersetzen. Richterliche Vernehmungen dienen also der Beweissicherung. Sie finden in Gegenwart des Verteidigers des Beschuldigten statt. Opferzeug:innen können eine Begleitperson mitbringen.

▶ Staatsanwaltschaft:
Alle Ermittlungsergebnisse der Polizei werden der Staatsanwaltschaft übergeben und diese entscheidet, ob Anklage erhoben wird. Dazu kann sie weitere Ermittlungen in Auftrag geben, sowohl an die Polizei als auch an Sachverständige. In Deutschland sind das in der Regel aussagepsychologische Gutachten als wissenschaftlich anerkannte Verfahren. Diese Sachverständigengutachten dienen der Aussage- und damit der Beweisprüfung.
- Aussagepsychologische Gutachten
  - Als wissenschaftliche Verfahren formulieren aussagepsychologische Gutachten zunächst eine Nullhypothese, die widerlegt werden muss (z. B. der sexuelle Missbrauch hat nicht stattgefunden).
  - Im ersten Schritt wird die Aussagetüchtigkeit der Zeug:innen geprüft. Kleine Kinder und kognitiv beeinträchtigte Personen können diese Standards oft nicht erfüllen. Zwischen Traumatherapeut:innen und Aussagepsycholog:innen besteht Uneinigkeit, ob schwere Traumatisierung auch die Aussagetüchtigkeit beeinträchtigen kann.
  - Im zweiten Schritt werden die Kriterien geprüft, nach denen man erlebte von erfundenen Aussagen unterscheiden kann.
  - Im dritten Schritt wird geprüft, ob die Aussage dem Zeugen/der Zeugin suggeriert worden sein kann. Da man erlebte und suggerierte Aussagen nach den bestehenden Kriterien nicht unterscheiden kann, wird die Aussageentstehungsgeschichte erfragt und geprüft. Falls sie so viele Unsicherheiten mit Blick auf mögliche Suggestion aufweist, dass die Nullhypothese nicht mehr mit Sicherheit widerlegt werden kann, schließt das aussagepsychologische Gutachten mit der Erkenntnis, dass das Vorkommen der Gewalttat, z. B. des sexuellen Missbrauchs, nicht bestätigt werden kann. Damit kann durch dieses Gutachten auch die Unschuldsvermutung nicht widerlegt werden.

Das Strafverfahren und seine Bedeutung in der Therapie nach sexuellem Missbrauch oder schwerer Misshandlung

▶ Anklage – Hauptverhandlung

Wenn die Staatsanwaltschaft die gesammelten Verdachtsmomente als hinreichend und den Tatvorwurf als gravierend einschätzt, erhebt sie Anklage. Das Gericht prüft die Anklage und lädt dann zur Hauptverhandlung. Zwischen Anzeige und Hauptverhandlung kann ein ganzes Jahr vergehen. Nur wenn der oder die Beschuldigte in Untersuchungshaft kommt (was sehr selten passiert), muss innerhalb eines halben Jahres zur Hauptverhandlung eingeladen werden. Zur Hauptverhandlung wird schriftlich eingeladen. Zeug:innen müssen erscheinen. Sie warten im Gerichtsflur, bis sie über Lautsprecher aufgerufen werden. Dann werden sie von dem / der verhandlungsführenden Richter:in belehrt, dass sie die Wahrheit sagen müssen und vereidigt werden können. Damit würde eine Falschaussage zur Straftat. Danach beginnt die Befragung. In der Regel beginnt der / die verhandlungsführende Richter:in, dann weitere Richter:innen (1–3), dann die Staatsanwaltschaft, dann die Verteidigung (bis zu drei Verteidiger:innen sind erlaubt).

Da dieses Prozedere für Opferzeug:innen, v. a. Kinder, sehr belastend ist, gibt es folgende Hilfen:

- Zeugenwarteraum
  Alle Gerichte verfügen inzwischen über einen Zeugenwarteraum, damit die Opferzeug:innen nicht im Flur mit Freund:innen oder Verwandten des / der Beschuldigten konfrontiert oder gar von ihnen bedroht werden.
- Nebenklagevertretung
  Alle Opferzeug:innen haben das Recht auf Nebenklagevertretung, d. h. auf Anwält:innen, die ihre Belange vor Gericht vertreten. Die Nebenklagevertretung hat das Recht auf Akteneinsicht, Zeug:innenbenennung, Fragerecht und Antragsrecht. Die Betroffenen müssen sich selbst um die Nebenklagevertretung kümmern, d. h., eine:n Anwalt / Anwältin für sich finden. Sie wird nicht automatisch vom Gericht organisiert, aber zumindest bei Kindern finanziert.
- Psychosoziale Prozessbegleitung
  Alle minderjährigen Opferzeug:innen und belastete erwachsene Opferzeug:innen haben das Recht auf psychosoziale Prozessbegleitung (Antragsrecht!). Diese wird bei dem Gericht beantragt, an dem das Verfahren geführt wird. Sie wird vom Gericht finanziert. Psychosoziale Prozessbegleitung wird durch psychosoziale Fachkräfte durchgeführt. Diese treffen sich im Vorfeld mit dem Kind, besichtigen das Gerichtsgebäude (manchmal stehen auch die verhandlungsführenden Richter:innen für ein Gespräch zur Verfügung, in Gegenwart des / der Verteidiger:in), treffen sich am Verhandlungstag mit dem Kind vor dem Gericht, bleiben bei ihm im Zeugenwarteraum oder auch in der Kantine, sitzen während der Vernehmung zwischen dem Kind und dem / der Beschuldigten, sodass Blickkontakt unmöglich ist, und gehen nach der Vernehmung mit dem Kind Eis essen o. Ä. Sie sind eine Ergänzung zur Nebenklagevertretung.
- Childhood-Häuser
  Sie sind ein Versuch, die extreme Belastung für die Kinder zu senken, indem die ersten Vernehmungen alle ins Childhood-Haus verlegt werden, wo dann auch psychosoziale Begleitung angeboten wird. Diese Vernehmungen können auch aufgenommen werden. Allerdings ist ein Gericht nicht gezwungen, diese Aufnahmen anzusehen. Tatsächlich ist es technisch zunehmend leichter, Videoaufnahmen zu manipulieren und damit nicht zu einem sicheren Beweismittel zu machen. Manchmal helfen solche Aufnahmen, Täter:innen zu einem Geständnis zu bewegen. Wenn nicht, muss man mit dem ganz normalen Ablauf der Hauptverhandlung rechnen.

Das Strafverfahren und seine Bedeutung in der Therapie nach sexuellem Missbrauch oder schwerer Misshandlung

Psychotherapie vor oder in einem Strafverfahren

Psychotherapie ist eine Heilbehandlung, kann also nicht verboten werden. Allerdings besteht immer der Verdacht der Suggestion, auch wenn eine fachgerechte Psychotherapie nicht suggestiv arbeitet. Dieser Verdacht erschwert dem Gericht die Widerlegung der Unschuldsvermutung. Darum wird oft von einer Psychotherapie abgeraten. Das wiederum ist für das betroffene Kind oder auch die erwachsenen Opferzeug:innen nicht zumutbar. Es empfiehlt sich, direkt mit der zuständigen Staatsanwaltschaft zu sprechen. Oft kann man sich auf den Zeitpunkt einigen, z. B. nach der Befragung der Sachverständigen, oder auf eine therapeutische Beschränkung, z. B. keine Traumakonfrontationstherapie bis zum Abschluss des Verfahrens, auch wenn alle Untersuchungen bestätigen, dass eine fachgerecht durchgeführte Traumakonfrontationstherapie eine Aussage nicht verändert, nur das Aussagen emotional erleichtert.

Fachlich auf keinen Fall vertretbar ist die Einigung darauf, mit dem Kind nicht über den Missbrauch zu sprechen. Das würde das Kind retraumatisieren, denn schweigen musste es schon während der ganzen Missbrauchszeit. Außerdem erhöht das Schweigen das Risiko der Veränderung der Aussage, weil Kinder dann denken, sie hätten etwas falsch gemacht und anhand ihrer falschen Annahmen nun versuchen, die Situation zu verbessern.

Das Bundesministerium der Justiz (BMJ, 2024) hat eine Handreichung für die Gerichte herausgegeben, die sehr deutlich das Dilemma zeigt. Es ist bekannt, dass fachgerecht durchgeführte Psychotherapie nicht suggestiv arbeitet. Aber da man nicht sicher sein kann, dass fachgerecht gearbeitet wurde oder vorherige Therapeut:innen fachgerecht gearbeitet haben, kann es sein, dass der Suggestionsverdacht nicht abgewiesen und damit die Unschuldsvermutung nicht widerlegt wird.

Klärungsfragen für die Psychotherapie

- Läuft ein Strafverfahren oder ist eines geplant?
- Wurde das Kind schon von der Polizei vernommen? Wenn nicht, wird die Vernehmungs*situation* vorbereitet. Nicht die Aussage planen oder üben!
- Wurde ein Gutachten in Auftrag gegeben oder schon durchgeführt? Wenn nicht, bei der Staatsanwaltschaft nachfragen, ob das noch geplant ist. Nach der Befragung für das Gutachten kann in der Regel mit den Gesprächen mit dem Kind begonnen werden.
- Wurde eine Nebenklagevertretung beauftragt?
- Wurde psychosoziale Prozessbegleitung beantragt?

Sollten Psychotherapeut:innen für oder gegen eine Strafanzeige beraten?

Psychotherapeut:innen sollten in keine Richtung beraten, sondern sachlich aufklären darüber, was nach einer Strafanzeige geschieht und wie ein Strafverfahren abläuft. Zu klären wären dann die Motive der Betroffenen oder ihrer Eltern(-teile) für eine Strafanzeige. Wenn es darum geht, dass der / die Beschuldigte auf jeden Fall bestraft werden soll, müssen Psychotherapeut:innen darüber aufklären, dass man das Urteil nicht vorhersagen kann. Wenn es darum geht, sich endlich zu wehren oder den / die Täter:in in die Öffentlichkeit zu zwingen, bestehen gute Chancen, dass das Verfahren auch dann noch heilsam ist, wenn es eingestellt oder der / die Beschuldigte freigesprochen wird.

Das Familiengericht zwischen Kinderschutz und Elternrechten

Das Familiengericht ist zuständig für die rechtliche Umsetzung des Kinderschutzes. Hier sind die notwendigen Informationen zur Arbeitsweise der Familiengerichte.

Alle Hilfemaßnahmen zum Kinderschutz laufen erst einmal über das Jugendamt. Erst wenn es nicht gelingt, die Eltern zur Zusammenarbeit zu bewegen, wird das Jugendamt das Familiengericht einschalten. Das Familiengericht ist ein eigenständiges und auch vom Strafgericht unabhängiges Gericht. Es wird bei Streitigkeiten im Bereich des Elternrechtes angerufen und ist damit enger, wenn auch nicht immer einvernehmlicher Partner des Jugendamtes.

Das Familiengericht muss zwischen Elternrecht und Kinderschutz abwägen. Da das Elternrecht einen vom Grundgesetz geschützten hohen Status hat, sind auch die Familiengerichte gehalten, einvernehmliche Lösungen zu finden. Das bedeutet konkret, dass auch sie erst einmal (wie vielleicht zuvor schon der Soziale Dienst des Jugendamtes) mit Ermahnungen und Auflagen arbeiten, um zu prüfen, ob die Eltern (oder der Elternteil) wirklich erziehungsunfähig oder -unwillig sind oder sogar ihr Kind bewusst schädigen oder zumindest den Schaden in Kauf nehmen. Durch diese Grundhaltung entsteht ein Überlappungsbereich der Aufgaben der Jugendämter und der Familiengerichte. Der Gesetzgeber wollte das Problem dadurch lösen, dass die Jugendämter zu einem früheren Zeitpunkt die Familiengerichte mit in die Beratung einbeziehen. Das ist organisatorisch allerdings gar nicht so einfach. In vielen Kommunen haben sich daher runde Tische aus Vertreter:innen des Familiengerichtes und des Jugendamtes gebildet, in denen über die jeweiligen Aufgaben und Vorgehensweisen und über die spezifischen Probleme, falschen Erwartungen und rechtlichen Möglichkeiten Klarheit hergestellt wird. Oft nehmen auch andere Institutionen wie Erziehungsberatungsstellen, Fachberatungsstellen, Rechtsanwält:innen, Verfahrensbeistände und andere teil. Über diesen regelmäßigen Austausch sollen Reibungsverluste im Einzelfall vermieden werden.

Im familienrechtlichen Verfahren entscheidet ein:e Richter:in. In strittigen Verfahren bei Ehescheidung, Unterhalt oder Sorgerecht besteht Anwaltspflicht. Die Anwält:innen organisieren die Argumentation und die Beweisführung. Gerade bei Fragen des Sorgerechts können die Richter:innen Sachverständigengutachten als Beweismittel in Auftrag geben. Die zuständigen Mitarbeiter:innen des Jugendamtes, der Beratungsstellen oder auch Psychotherapeut:innen können als Zeug:innen geladen werden. Die richterliche Entscheidung ist bindend, kann aber beim Oberlandesgericht angefochten werden. Sobald neue Sachverhalte geltend gemacht werden, wird neu verhandelt. Daher gibt es in hochstrittigen Verfahren immer wieder eine lange Kette an Verhandlungen.

Das Familiengericht kann auch von den Eltern und den Kindern ab dem 14. Lebensjahr angerufen werden.

Gehört werden müssen Kinder ab 3 Jahren in einem kindgerechten Verfahren. In der Realität kann sowohl die Anhörung eines Kindes als auch die Interpretation der Kinderaussagen problematisch sein, da die Glaubhaftigkeit der Kinderaussage je nach Entwicklungsstand, Alter oder emotionaler Verfassung angezweifelt werden kann. Immer wieder wird unterstellt, dass Mütter, Erzieher:innen, Therapeut:innen … ihnen diese Aussagen bzw. die Erlebnisse eingeredet haben. Das erschwert Entscheidungen im Sinne des Schutzes des Kindes vor Eltern(-teilen), erschwert aber auch fehlerhafte Entscheidungen zum Kontaktabbruch zwischen Eltern(-teilen) und Kindern.

Das Familiengericht zwischen Kinderschutz und Elternrechten

Konsequenz für die Therapie

- gute Dokumentation der Gespräche und Beobachtungen
- eigene Einschätzung zur Kindeswohlgefährdung
- eigene Sicherheit in der Einschätzung der Aussagen und der Verantwortlichkeit
- Ansprechpartner:in und Erklärperson für das Kind sein, da gerade bei juristischen Verfahren schnell vergessen wird, das Kind mit einzubeziehen

Leitlinie für familienrechtliche Entscheidungen ist die in **INFO 1** »Kindeswohl und Kindeswohlgefährdung« angeführte Definition von Kindeswohlgefährdung. Das bedeutet, dass auch dann Handlungsbedarf für die Jugendhilfe und Psychotherapie bleiben kann (Unterstützung der Eltern, Therapie der Kinder ...), wenn ein Gericht keinen Handlungsbedarf im Sinne einer Kindeswohlgefährdung sieht.

Das Bundeskinderschutzgesetz (BKiSchG)

Im Sinne des kooperativen Kinderschutzes sind Fachkräfte der psychosozialen Versorgung und damit auch (Kinder- und Jugendlichen-)Psychotherapeut:innen zur multidisziplinären Zusammenarbeit im Kinderschutz aufgefordert. Die rechtliche Rahmung bildet das Bundeskinderschutzgesetz (BKiSchG).

Beim BKiSchG (Gesetz zur Stärkung eines aktiven Schutzes von Kindern und Jugendlichen), das 2012 in Kraft getreten ist, handelt es sich um ein Artikelgesetz. Inhalte sind damit eigene Gesetzgebungen, aber auch Anpassungen in vorhandenen Sozialgesetzgebungen zur Sicherung des Kinderschutzes mit präventiven und intervensorischen Elementen. Schwerpunkte des BKiSchG sind die gesetzliche Verankerung der Frühen Hilfen, die Koordination von Fachkräften im Kinderschutz, Regelungen zum Kinderschutz in der Jugendhilfe und die Befugnisnorm für Berufsgeheimnisträger zur Übermittlung von Daten an das Jugendamt.

Das BKiSchG umfasst folgende Artikel:

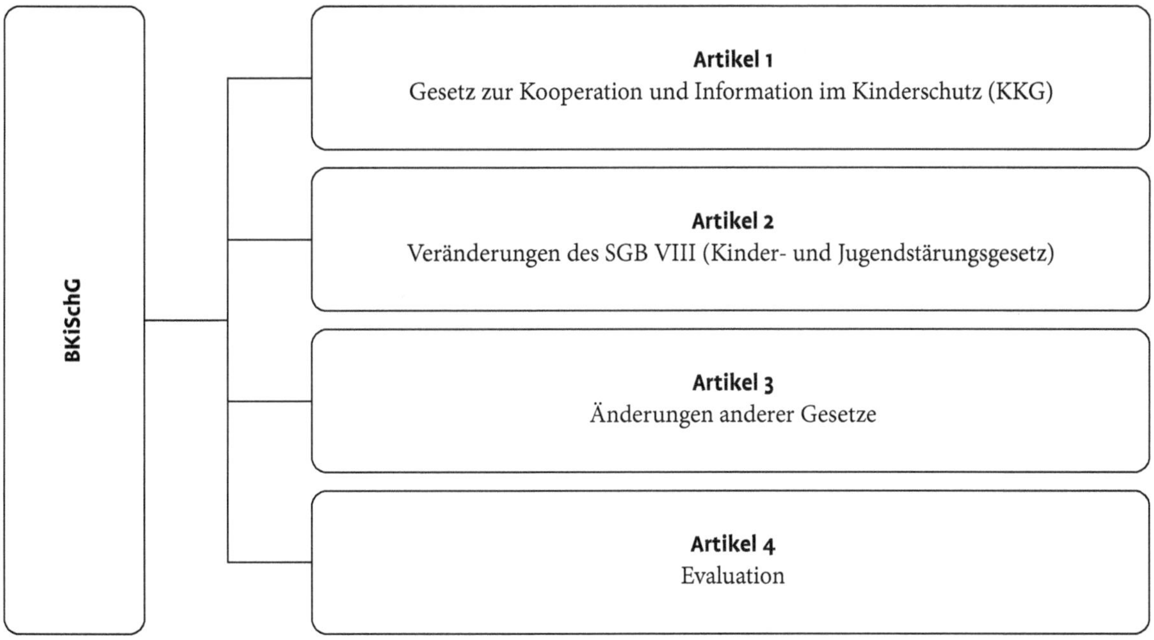

Das Bundeskinderschutzgesetz (BKiSchG)

Von besonderer Bedeutung ist Artikel 1, das *Gesetz zur Kooperation und Information im Kinderschutz* (KKG), das wiederum in fünf Paragrafen zentrale Elemente des Kinderschutzes normiert.

§§ des KKG	Zentrale Inhalte
§ 1: Kinderschutz und staatliche Mitverantwortung	Recht der Eltern auf Erziehung Unterstützung der Eltern durch Hilfeangebote bei der Ausübung des Rechtes
§ 2: Information der Eltern über Unterstützungsangebote in Fragen der Kindesentwicklung	Beratungsangebote für (werdende) Eltern durch das Jugendamt
§ 3: Rahmenbedingungen für verbindliche Netzwerkstrukturen im Kinderschutz	Aufbau von multiprofessionellen Netzwerken im Bereich der Frühen Hilfen, in der Regel in der Koordination der Jugendämter
§ 4: Beratung und Übermittlung von Informationen durch Geheimnisträger bei Kindeswohlgefährdung	Vorgehen bei Bekanntwerden von gewichtigen Anhaltspunkten für Kindeswohlgefährdungen Beratungsanspruch von Berufsgeheimnisträgern bei der Einschätzung einer Kindeswohlgefährdung
§ 5: Mitteilungen an das Jugendamt	Vorgehen bei Bekanntwerden von Kindeswohlgefährdungen in Strafverfahren

Unter psychotherapeutischer Perspektive ist hier insbesondere der § 4 wichtig, der neben anderen Aspekten
- die rechtliche Rahmung zur Übermittlung von Daten an das Jugendamt und
- den Beratungsanspruch auch für Psychotherapeut:innen in Fragestellung der Einschätzung der Gefährdung bei Vorliegen von Hinweisen auf eine Kindeswohlgefährdung

regelt.

Neben der Regelung der Zusammenarbeit mit dem Jugendamt im Kinderschutz über das KKG wird im Kinder- und Jugendstärkungsgesetz, SGB VIII, in § 81 eine über den Kinderschutz hinausgehende Kooperation des Jugendamtes u. a. mit Einrichtungen und Diensten des Gesundheitswesens geregelt.

Schweigepflicht, Regelungen zur Informationsweitergabe und Aktenführung

Psychotherapeut:innen unterliegen der Verschwiegenheitspflicht bzgl. der im Rahmen der Berufsausübung anvertrauten oder bekannt gewordenen Inhalte. Dies gilt auch für die Übermittlung von Sozialdaten. Die strafrechtliche Normierung findet sich in § 203 StGB, wonach Psychotherapeut:innen zu den dort benannten Berufsgeheimnisträger:innen gehören. Eine Verletzung kann strafrechtlich verfolgt werden. Die berufsrechtliche Verankerung findet sich in der Musterberufsordnung der Bundespsychotherapeutenkammer und den jeweiligen Berufsordnungen der Landespsychotherapeutenkammern (Borg-Laufs et al., 2018).

§ 34 StGB ermöglichte auch vor Inkrafttreten des BKiSchG die Weitergabe von Informationen, wenn bei Abwägung widerstreitender Interessen (Kinderschutz vs. Datenschutz), z. B. bei Vorliegen einer Gefahr für Leib und Leben, der Bruch des Schweigeschutzes das mildere Mittel darstellt, die Gefahr abzuwenden. Dies stellt den Tatbestand des rechtfertigenden Notstands dar. Das heißt, dass Berufsgeheimnisträger:innen Informationen auch gegen den Willen des / der Geheimnisträger:in weitergeben können, wenn gegenwärtig Gefahr für Leib und Leben besteht, die Berufsgeheimnisträger:innen selbst keine Abhilfe schaffen können und der Bruch der Verschwiegenheitspflicht das mildeste Mittel darstellt, die Gefahr abzuwenden (Kliemann & Fegert, 2011, S. 110).

Mit dem BKiSchG, Artikel 1, Gesetz zur Kooperation und Information im Kinderschutz (KKG), wird in § 4 »Beratung und Übermittlung von Informationen durch Geheimnisträger bei Kindeswohlgefährdung« die Befugnisnorm zum Informationsaustausch normiert.

- Bei Bekanntwerden von gewichtigen Anhaltspunkten für die Gefährdung des Kindeswohls soll die Situation mit dem Kind / Jugendlichen und den Erziehungsberechtigten erörtert werden.
- Soweit erforderlich, soll auf die Inanspruchnahme von Hilfe hingewirkt werden, soweit dadurch nicht der wirkliche Schutz des Kindes infrage gestellt wird.
- Ist dieses Vorgehen nicht möglich oder erscheint eine Abwendung der Gefährdung nicht erfolgreich und wird das Tätigwerden des Jugendamtes als erforderlich gesehen, um die Gefährdung abzuwenden, sind Psychotherapeut:innen befugt, das Jugendamt zu informieren.
- Bei der Einschätzung der Gefährdung besteht ein Anspruch auf Beratung durch eine insofern erfahrene Fachkraft (ISEF).

Eine weitere Beratungsmöglichkeit besteht bei der medizinischen Hotline, die gerade die medizinische und psychotherapeutische Perspektive kennt und Beobachtungen und Sachverhalte verstehen und eingliedern hilft (Medizinische Kinderschutzhotline, s. **INFO 11** »Übersicht wichtiger Kontakte«).

Schweigepflicht, Regelungen zur Informationsweitergabe und Aktenführung

Übersicht der Regelung zur Schweigepflicht in Kindesschutzangelegenheiten

Regelung	Grundlage
Verschwiegenheitspflicht: Grundsätzlich unterliegen Psychotherapeut:innen als Berufsgeheimnisträger:innen auch in Kinderschutzverfahren der Schweigepflicht.	StGB § 203: Verletzung von Privatgeheimnissen Musterberufsordnung (MBO), § 8 Abs. 1 Psychotherapeut:innen sind zur Verschwiegenheit über Behandlungsverhältnisse verpflichtet und über das, was ihnen im Zusammenhang mit ihrer beruflichen Tätigkeit durch und über Patient:innen und Dritte anvertraut und bekannt geworden ist. Dies gilt auch über den Tod der betreffenden Personen hinaus.
Offenbarungsbefugnis bei Vorliegen einer Schweigepflichtentbindung: Für die Weitergabe von Informationen und Daten muss eine Schweigepflichtentbindung vorliegen.	StGB § 203: Verletzung von Privatgeheimnissen MBO, § 8 (4) Soweit Psychotherapeut:innen zur Offenbarung nicht gesetzlich verpflichtet sind, sind sie dazu nur befugt, wenn eine wirksame Entbindung von der Schweigepflicht vorliegt.
Offenbarungsbefugnis bei Vorliegen eines rechtfertigenden Notstandes: Zu einer Weitergabe von Informationen ohne Schweigepflichtentbindung, z. B. an das Jugendamt oder die Polizei, sind Psychotherapeut:innen befugt, wenn die Abwendung einer Gefahr für Leben, Leib, Freiheit, Ehre und Eigentum nicht anders möglich ist und bei der Güterabwägung (Recht auf Verschwiegenheit – Kindeswohl) der Schutz des Kindeswohls dem Recht auf Verschwiegenheit überwiegt.	StGB § 34: Rechtfertigender Notstand MBO § 8 (2) ... oder die Offenbarung zum Schutze eines höherwertigen Rechtsgutes erforderlich ist. Dabei haben sie über die Weitergabe von Informationen unter Berücksichtigung der Folgen für die Patient:innen und deren Therapie zu entscheiden.
Offenbarungsbefugnis bei Gefährdung ohne Entbindung von der Schweigepflicht: Wenn die Abwendung einer Gefährdung des Kindeswohls nicht gelingt oder eine notwendige Hilfe nicht in Anspruch genommen wird, sind Psychotherapeut:innen befugt, das Jugendamt zu informieren und entsprechende Daten mitzuteilen. Hierauf sind die Betroffenen (i. d. R. Eltern und Kind) vorab hinzuweisen.	Gesetz zur Kooperation und Information im Kinderschutz (KKG), § 4 Abs. 3 S. 1–2

Schweigepflicht, Regelungen zur Informationsweitergabe und Aktenführung

Regelung	**Grundlage**
Offenbarungspflicht bei einer dringenden Gefahr ohne Entbindung von der Schweigepflicht: Wenn es eine **dringende Gefahr** für das Kindeswohl erforderlich macht, dass das Jugendamt tätig wird, sind Psychotherapeut:innen verpflichtet, das Jugendamt zu informieren und die entsprechenden Daten mitzuteilen. Hierauf sind die Betroffenen (i. d. R. Eltern und Kind) vorab hinzuweisen.	Gesetz zur Kooperation und Information im Kinderschutz (KKG), § 4 Abs. 3 S. 3
Offenbarungspflicht: Eine Offenbarungspflicht im psychotherapeutischen Rahmen besteht für konkret in Planung befindliche Straftaten, die in § 138 StGB näher aufgeführt sind. Kindeswohlgefährdungen werden hier nicht benannt.	StGB § 138 Nichtanzeige geplanter Straftaten
Offenbarungspflicht für Psychotherapeut:innen, die in Einrichtungen und Diensten der Jugendhilfe tätig sind: Psychotherapeut:innen (und andere Berufsgruppen) in Einrichtungen und Diensten der Jugendhilfe haben eine Offenbarungspflicht an das Jugendamt, wenn auf die Inanspruchnahme einer Hilfe hingewirkt wurde, die wahrgenommene Hilfe aber nicht ausreichend erscheint, um die Gefährdung abzuwenden.	Gesetz zur Weiterentwicklung der Kinder- und Jugendhilfe (Kinder- und Jugendhilfeweiterentwicklungsgesetz – KICK) § 8a, Abs. 2

Schweigepflicht, Regelungen zur Informationsweitergabe und Aktenführung

Zusammenfassung

- Das Bekanntwerden von Anhaltspunkten einer Kindeswohlgefährdung im Rahmen der Psychotherapie unterliegt grundsätzlich der Schweigepflicht, aber führt zu einer Handlungspflicht (Besprechung mit den Sorgeberechtigten und dem jungen Menschen, Hinwirken auf die Inanspruchnahme von Hilfen).
- Es besteht eine Offenbarungsbefugnis gegenüber dem Jugendamt, wenn die erkannte Gefährdung nicht gemeinsam mit den Betroffenen abgewendet werden kann oder diese keine Hilfen in Anspruch nehmen.
- Wenn es sich um eine dringende Gefahr handelt, für deren Abwendung das Handeln des Jugendamtes erforderlich ist, besteht eine Offenbarungspflicht gegenüber dem Jugendamt.
- Für die Weitergabe der Informationen an das Jugendamt soll auf eine Schweigepflichtentbindung hingewirkt werden.
- Wenn die Gefahr für Leib und Leben nicht anders abzuwenden ist, haben Psychotherapeut:innen die Befugnis, Informationen an Jugendamt oder Polizei weiterzugeben.
- Psychotherapeut:innen in Einrichtungen und Diensten der JH haben eine Offenbarungspflicht gem. § 4 Abs. 3 S. 3 KKG.
- Bei einer Nichtmitteilung von Anhaltspunkten für schwere kindeswohlgefährdende Delikte (Körperverletzungsdelikte / Sexualdelikte zu Lasten von Kindern / Jugendlichen) erfolgt evtl. eine strafrechtliche Verantwortung im Rahmen einer möglichen Garantenstellung.

Hinweis zur Aktenführung

Die elektronische Patientenakte wurde zum 1. Oktober 2025 für alle Leistungserbringer:innen verpflichtend. Da zum Zeitpunkt der Herausgabe dieses Therapie-Tools-Bandes noch nicht alle Fragen mit Blick auf Kinder und Jugendliche in Psychotherapie geklärt waren, verweisen wir generell auf die jeweils aktuellen Veröffentlichungen.

Im aktuellen Gesetzentwurf ist aber vorgesehen »… dass die Befüllungspflicht entfallen soll, wenn bei Patient:innen erhebliche therapeutische Gründe oder Rechte Dritter gegen die Befüllung sprechen oder gewichtige Anhaltspunkte für eine Gefährdung des Kindeswohls bei unter 15-Jährigen vorliegen und die Befüllung der ePA den Schutz des Kindes infrage stellen würde. Leistungserbringer:innen sollen in diesen Fällen die Gründe für eine Nichtbefüllung nachprüfbar in ihrer Behandlungsdokumentation protokollieren.« (BPtK, 30.9.2025)

Das System Kinder- und Jugendhilfe

Wie kaum eine andere Aufgabenstellung im psychotherapeutischen Kontext erfordert die Sicherung des Kindeswohles bzw. Handlungsstrategien bei Kindeswohlgefährdungen ein interdisziplinäres Handeln. In erster Linie umfasst dies das Zusammenwirken innerhalb eines Versorgungssystems – die Zusammenarbeit medizinischer und psychotherapeutischer Akteure innerhalb des SGB V (Krankenhilfe) – sowie die Zusammenarbeit über psychosoziale Versorgungssysteme hinweg – insbesondere das Zusammenwirken von Akteuren des SGB V und des SGB VIII, der Kinder- und Jugendhilfe.

Für Psychotherapeut:innen ist es deshalb hilfreich, das System der Kinder- und Jugendhilfe mit seiner sozialrechtlichen Rahmung, seiner Organisationsstruktur, seinen zentralen Aufgabenstellungen und den Angeboten insbesondere im Zusammenhang mit Kindeswohlgefährdungen zu kennen, um im Bedarfsfall im Sinne des interdisziplinären Kinderschutzes in die Zusammenarbeit zu treten.

Kinder- und Jugendhilfe in Deutschland: sozialrechtliche Grundlage

Die Kinder- und Jugendhilfe ist sozialrechtlich normiert im SGB VIII. Das Gesetz hat eine Novellierung erfahren, die im Juni 2021 in Kraft getreten ist. Neben anderen Weiterentwicklungen beinhaltet sie insbesondere auch eine Verbesserung im Kinderschutz.

Die zentrale Aufgabenstellung und Grundparadigmen werden in § 1 des KJSG formuliert, indem

- das Recht eines jungen Menschen auf Förderung seiner Entwicklung und auf Erziehung formuliert wird,
- dieses Recht auf Erziehung und aber auch die Pflicht zur Erziehung den Eltern zugeordnet wird,
- der staatlichen Gemeinschaft eine Wächterfunktion über diese Betätigung zugeschrieben wird.

Diese Normierung nimmt Bezug und bekräftigt letztlich im SGB VIII das im Grundgesetz Artikel 6, Abs. 2 formulierte Grundrecht auf Elternverantwortung (»Pflege und Erziehung der Kinder sind das natürliche Recht der Eltern und die zuvörderst ihnen obliegende Pflicht«) sowie die Wächterfunktion des Staates (»Über ihre Betätigung wacht die staatliche Gemeinschaft«).

Im Weiteren werden in § 1 SGB VIII zunächst im Überblick und dann differenziert die Aufgaben und die Leistungsangebote der Kinder- und Jugendhilfe zur Verwirklichung dieses Rechtes auf Erziehung aufgeführt. Damit verdeutlicht sich das sogenannte doppelte Mandat der Kinder- und Jugendhilfe von Hilfe und Kontrolle, das insbesondere in Fragestellungen des Kinderschutzes virulent wird. Auf der einen Seite hat die Kinder- und Jugendhilfe ein Portfolio an Angeboten und Hilfemöglichkeiten, um die Eltern bei der Ausübung ihres Rechts auf Erziehung zu unterstützen, andererseits hat sie über das Kindeswohl zu wachen und bei Gefährdungen des Kindeswohles einzuschreiten.

Kinder- und Jugendhilfe: zentrale Aufgabengebiete

Die Leistungen der Kinder- und Jugendhilfe lassen sich grob in fünf unterschiedliche Handlungsgebiete unterteilen, die jeweils im SGB VIII ausdifferenziert werden:

(1) **Jugendarbeit, Jugendsozialarbeit, erzieherischer Kinder- und Jugendschutz:** Hierunter fallen z. B. die Förderung der verbandlichen Jugendarbeit, die Jugend- und Schulsozialarbeit.

(2) **Förderung der Erziehung in der Familie:** Dazu zählen z. B. Familienbildungsmaßnahmen und allgemeine Familienberatungsangebote (nicht Erziehungsberatung, diese stellt eine eigene Hilfeform dar) oder Beratung bei Fragestellungen des Sorge- und Umgangsrechts.
Eine eigene Hilfeform unter diesem Leistungsabschnitt bildet das Mutter / Vater-Kind-Wohnen, das unter dem Aspekt der Kindeswohlsicherung eine wichtige Rolle spielen kann.

Eine Einrichtung des Mutter / Vater-Kind-Wohnens stellt eine Betreuungs- und Wohnmöglichkeit für Mütter / Väter von Kindern unter 6 Jahren dar, wenn durch die persönliche Situation (psychische Belastung oder psychische Erkrankung, mangelnde erzieherische Kompetenzen …) z. B. einer jungen Mutter die Entwicklung und das Wohl des Kindes gefährdet ist und durch diese Hilfe das Kindeswohl gesichert werden kann.

(3) Förderung von Kindern in Tageseinrichtungen und in Kindertagespflege: Hier sind die Betreuung in einer Kindertagesstätte oder in der Kindertagespflege gesetzlich verankert.

(4) Hilfe zur Erziehung, Eingliederungshilfe für seelisch behinderte Kinder und Jugendliche, Hilfe für junge Volljährige: Unter die Hilfen zur Erziehung (HzE) wird ein ganzes Bündel von Hilfemaßnahmen gefasst, auf das Personensorgeberechtigte einen Anspruch haben, wenn eine dem Wohl des Kindes oder Jugendlichen zuträgliche Erziehung nicht gewährleistet ist. Im Rahmen der Sicherung des Kindeswohles spielen diese Maßnahmen eine besondere Rolle, da bei einer Gefährdung des Kindeswohles auf die Inanspruchnahme einer solchen Hilfe hingewirkt werden soll. Eine kurze Darstellung der einzelnen Hilfen sowie einer weiteren Hilfeform, der Eingliederungshilfe für seelisch behinderte Kinder und Jugendliche, erfolgt in der folgenden Tabelle.

(5) Kinderschutz als hoheitliche Aufgabe: Während die in den Punkten (1)–(4) formulierten Handlungsfelder der Jugendhilfe primär Unterstützungs- und Förderangebote zur Verwirklichung des Rechtes auf Förderung und Erziehung darstellen, wird als hoheitliche Aufgabe – also unter dem Aspekt des staatlichen Wächteramtes – der Kinderschutz formuliert.

Kinderschutz im Kinder- und Jugendstärkungsgesetz

Das Kindeswohl stellt das zentrale Handlungsparadigma in der Kinder- und Jugendhilfe dar. Damit dienen auch die Hilfeangebote der im oberen Abschnitt genannten Angebote dem Kinderschutz im weiteren Sinn. Im engeren Sinn formuliert das KJSG einen Schutzauftrag, wenn gewichtige Anhaltspunkte für eine Kindeswohlgefährdung vorliegen. In § 8a des SGB VIII wird das Vorgehen bei Bekanntwerden von gewichtigen Anhaltspunkten für eine Kindeswohlgefährdung benannt. § 8b SGB VIII skizziert die Möglichkeit der fachlichen Beratung und Begleitung für Personen, die in ihrem beruflichen Kontext Unterstützung bei der Einschätzung einer Kindeswohlgefährdung benötigen und dabei der Verschwiegenheitspflicht unterliegen. Diese beiden Paragrafen stellen letztlich die Schnittstelle zur psychotherapeutischen Arbeit dar. Ein dezidiertes Vorgehen bei der Fragestellung einer Kindeswohlgefährdung im psychotherapeutischen Kontext wird in Kapitel 3 beschrieben.

Inobhutnahme. Eine besondere Maßnahme der Jugendhilfe bei Kindeswohlgefährdung stellt die Inobhutnahme nach § 42 SGB VIII dar, eine Handlungsoption, wenn eine akute Gefahr für das Wohl eines Kindes oder Jugendlichen vorliegt.

Wie ist die Kinder- und Jugendhilfe organisiert?

In der Struktur der Kinder- und Jugendhilfe sind die öffentlichen und die freien Träger der Jugendhilfe zu unterscheiden. Bei den öffentlichen Trägern handelt es sich um die Jugendämter, bei den freien Trägern um Träger, meist der freien Wohlfahrtspflege, die Angebote in Form von Beratung, offenen Hilfen, ambulanten Hilfen oder (teil-)stationären Hilfen vorhalten.

Das System Kinder- und Jugendhilfe

Die öffentliche Jugendhilfe ist kommunal organisiert, d. h., jede kreisfreie Stadt und jeder Landkreis in Deutschland hat ein eigenes Jugendamt. Insgesamt gibt es ca. 560 Jugendämter in Deutschland. Ein Jugendamt ist für den jungen Menschen zuständig, der seinen Lebensmittelpunkt in der jeweiligen Stadt / dem jeweiligen Landkreis hat. Bezüglich des Alters liegt die Zuständigkeit grundsätzlich bei Kindern und Jugendlichen bis zum 18. Lebensjahr, in manchen Fällen bei jungen Erwachsenen bis zum 21. Lebensjahr und in Ausnahmefällen auch bis zum 27. Lebensjahr.

Steuerung des Verfahrens

Hilfen, die längerfristig angelegt sind, werden durch ein sogenanntes *Hilfeplanverfahren* begleitet. Das Hilfeplanverfahren ist das zentrale Steuerungsinstrumentarium. Ihm kommt in der qualitativen Ausgestaltung eine hohe Bedeutung zu. Die Regelungen hierzu finden sich in § 36 SGB VIII.

Als Hilfeplanverfahren wird der Gesamtprozess von der Antragstellung der Erziehungsberechtigten über die Bedarfsfeststellung (welche Hilfe ist notwendig und geeignet) und die Einleitung der Hilfe bis hin zu der Ausgestaltung der Hilfe bezeichnet. Zielsetzung ist es (außer bei Inobhutnahmen), in einem partizipativen Prozess mit dem jungen Menschen und den Erziehungsberechtigten den Bedarf festzustellen und die Hilfeform und die Zielsetzungen zu entwickeln. Der Hilfeplan wird in regelmäßigen Abständen (ca. alle sechs Monate) überprüft. In ein solches Verfahren sollen auch andere Personen – z. B. Psychotherapeut:innen – mit einbezogen werden, wenn sie bei der Durchführung der Hilfe beteiligt sind.

Übersicht • Wichtige Angebotsstrukturen der Hilfen im Überblick

Die Hilfeangebote der Kinder- und Jugendhilfe lassen sich grob differenzieren nach:

- Rechtsgrundlage
  - Hilfe zur Erziehung
  - Eingliederungshilfe für Kinder und Jugendliche mit seelischer Behinderung oder drohender seelischer Behinderung
  - Hilfe für junge Volljährige
  - weitere Hilfen
- Hilfesetting
  - ambulant
  - teilstationär
  - stationär
- Zugang zur Hilfe
  - offener Zugang ohne Beteiligung des Jugendamtes
  - Zugang nach Antragstellung durch die Personensorgeberechtigten
  - Tätigwerden des Jugendamtes bei Kindeswohlgefährdung
- Anspruchsberechtigte
  - Personensorgeberechtigte
  - junger Mensch

Das System Kinder- und Jugendhilfe

Hilfen zur Erziehung/Eingliederungshilfen im Überblick

Hilfen zur Erziehung

§ im SGB VIII: Hilfeform	Zielsetzung/Aufgabe	Hilfesetting	Zugang und Anspruchsberechtigung
§ 28: Erziehungsberatung	Klärung und Bewältigung individueller und familienbezogener Probleme und der zugrunde liegenden Faktoren Lösung von Erziehungsfragen sowie Unterstützung bei Trennung und Scheidung. Zusammenwirken unterschiedlicher methodischer Ansätze	ambulant	**Hilfeplanverfahren:** nein **Zugang:** direkt, kein Antrag **Anspruchsberechtigte:** Personensorgeberechtigte, ältere Kinder, Jugendliche
§ 29: Soziale Gruppenarbeit	Für ältere Kinder und Jugendliche als Hilfe bei der Überwindung von Entwicklungsschwierigkeiten und Verhaltensproblemen Auf der Grundlage eines gruppenpädagogischen Konzepts Förderung der Entwicklung älterer Kinder und Jugendlicher durch soziales Lernen in der Gruppe	ambulant	**Hilfeplanverfahren:** i. d. R. ja **Zugang:** Über Antrag beim Jugendamt **Anspruchsberechtigte:** Personensorgeberechtigte
§ 30: Erziehungsbeistandschaft	Bewältigung von Entwicklungsproblemen möglichst unter Einbeziehung des sozialen Umfelds und unter Erhaltung des Lebensbezugs zur Familie Förderung der Verselbstständigung	ambulant	**Hilfeplanverfahren:** i. d. R. ja **Zugang:** Über Antrag beim Jugendamt **Anspruchsberechtigte:** Personensorgeberechtigte
§ 31: Sozialpädagogische Familienhilfe (SPFH)	Intensive Betreuung und Begleitung von Familien in ihren Erziehungsaufgaben, bei der Bewältigung von Alltagsproblemen, der Lösung von Konflikten und Krisen sowie Unterstützung im Kontakt mit Ämtern und Institutionen	ambulant	**Hilfeplanverfahren:** ja **Zugang:** Über Antrag beim Jugendamt **Anspruchsberechtigte:** Personensorgeberechtigte

Das System Kinder- und Jugendhilfe

§ im SGB VIII: Hilfeform	Zielsetzung / Aufgabe	Hilfesetting	Zugang und Anspruchsberechtigung
§ 32: Erziehung in einer Tagesgruppe	Unterstützung der Entwicklung des Kindes oder des Jugendlichen durch soziales Lernen in der Gruppe Begleitung der schulischen Förderung und Elternarbeit Sicherung des Verbleibes des Kindes oder des Jugendlichen in seiner Familie	teilstationär	**Hilfeplanverfahren:** ja **Zugang:** Über Antrag beim Jugendamt **Anspruchsberechtigte:** Personensorgeberechtigte
§ 33: Vollzeitpflege	Lebensform in einer anderen Familie zur Verbesserung der Erziehungsbedingungen in der Herkunftsfamilie.	stationär	**Hilfeplanverfahren:** ja **Zugang:** Über Antrag beim Jugendamt **Anspruchsberechtigte:** Personensorgeberechtigte
§ 34: Heimerziehung, sonstige betreute Wohnform	Förderung der Entwicklung durch Verbindung von Alltagsleben mit pädagogischen und therapeutischen Angeboten in ihrer Entwicklung Die Rückkehr in die Familie wird angestrebt oder eine Erziehung in einer anderen Familie vorbereitet. Eine auf längere Zeit angelegte Lebensform bieten und Vorbereitung auf ein eigenständiges Leben	stationär	**Hilfeplanverfahren:** ja **Zugang:** Über Antrag beim Jugendamt **Anspruchsberechtigte:** Personensorgeberechtigte
§ 35: Intensive sozialpädagogische Einzelbetreuung	Intensive Unterstützung zur sozialen Integration und zu einer eigenverantwortlichen Lebensführung	stationär	**Hilfeplanverfahren:** ja **Zugang:** Über Antrag beim Jugendamt **Anspruchsberechtigte:** Personensorgeberechtigte

Das System Kinder- und Jugendhilfe

§ im SGB VIII: Hilfeform	**Zielsetzung / Aufgabe**	**Hilfesetting**	**Zugang und Anspruchsberechtigung**
§ 41: Hilfe für junge Volljährige	Meist eine Fortsetzung der vorgenannten Hilfen, insbesondere der Heimerziehung oder intensiven sozialpädagogischen Einzelbetreuung nach Vollendung des 18. Lebensjahres, wenn und solange die Persönlichkeitsentwicklung eine selbstbestimmte, eigenverantwortliche und selbstständige Lebensführung nicht gewährleistet Kann bis zum 21. Lebensjahr, in Ausnahmefällen darüber hinaus, gewährt werden.	i. d. R. stationär	**Hilfeplanverfahren:** ja **Zugang:** Über Antrag beim Jugendamt durch jungen Menschen **Anspruchsberechtigte:** Junger Mensch
§ 41a: Nachbetreuung	Nachgehende Beratung und Unterstützung nach Beendigung einer der vorgenannten Hilfen	ambulant	**Hilfeplanverfahren:** ja **Zugang:** Über Antrag beim Jugendamt durch jungen Menschen **Anspruchsberechtigte:** Junger Mensch
§ 42: Inobhutnahme	Herausnahme aus der Familie ▶ auf Bitte des jungen Menschen ▶ bei dringender Gefahr für das Wohl des Kindes oder des Jugendlichen	stationär	**Hilfeplanverfahren:** Ja, wenn Personensorgeberechtigte der Inobhutnahme nicht widersprechen, zur Einleitung einer anderen Hilfe **Zugang:** ▶ Selbstmeldung durch jungen Menschen ▶ Herausnahme des jungen Menschen aus der Familie **Anspruchsberechtigte:** Junger Mensch

Das System Kinder- und Jugendhilfe

Eingliederungshilfe für Kinder und Jugendliche mit seelischer Behinderung oder drohender seelischer Behinderung

§ im SGB VIII: Hilfeform	Zielsetzung / Aufgabe	Hilfeform	Zugang
§ 35a (kann in ambulanter, teilstationärer und stationärer Form erfolgen)	Zweigliedrige Leistungstatbestandsvoraussetzung Vorliegen oder hohe Wahrscheinlichkeit einer länger als sechs Monate dauernden psychischen Störung (im Gesetzestext formuliert als eine Abweichung von für das Lebensalter typischem Lebenszustand) Daraus resultierende Teilhabebeeinträchtigung	ambulant teilstationär stationär	**Hilfeplanverfahren:** Ja, wenn in (teil-)stationärer Form **Zugang:** Über Antrag beim Jugendamt, wenn in (teil-)stationärer Form **Anspruchsberechtigte:** Junger Mensch

Weitere Hilfen

§ im SGB VIII; Hilfeform	Zielsetzung / Aufgabe	Hilfesetting	Zugang und Anspruchsberechtigung
§ 19: Gemeinsame Wohnformen für Mütter / Väter und Kinder	Wohnen für Mütter oder Väter mit Kindern unter sechs Jahren. Bedarf: Wenn aufgrund der Persönlichkeitsentwicklung und der Problematik der Mutter / des Vaters eine intensive Unterstützung und Begleitung für die Pflege und Erziehung des Kindes notwendig ist. Ältere Kinder können mit aufgenommen werden. Schwangere Frauen können vor der Geburt des Kindes in diese Wohnform mit aufgenommen werden.	stationär	**Hilfeplanverfahren:** ja **Zugang:** Über Antrag beim Jugendamt durch Mutter / Vater **Anspruchsberechtigte:** Mutter / Vater Kind
§ 20: Betreuung und Versorgung des Kindes in Notsituationen	Unterstützung bei der Betreuung und Versorgung eines Kindes, wenn ein Elternteil, der für die Betreuung des Kindes überwiegend verantwortlich ist, aus gesundheitlichen oder anderen zwingenden Gründen ausfällt und das Wohl des Kindes nicht anders gewährleistet werden kann.	ambulant	**Hilfeplanverfahren:** nein **Zugang:** Über Antrag beim Jugendamt **Anspruchsberechtigte:** Eltern(-teil)

Das System Kinder- und Jugendhilfe

Hilfen in Zahlen

In der Bundesrepublik erhalten jährlich knapp über eine Million junge Menschen und ihre Familien Hilfen im Bereich der erzieherischen Hilfen und der Eingliederungshilfe für seelisch behinderte oder von einer Behinderung bedrohte Kinder und Jugendliche.

Den größten Teil machen die Angebote der Erziehungsberatung aus, etwa 43 % aller Hilfen werden in dieser Form geleistet. Bei ca. 30 % handelt es sich um ambulante Hilfen, vorwiegend sozialpädagogische Familienhilfen, etwa 2 % der Hilfen werden in Form einer Tagesgruppe erbracht. Knapp 18 %, also über 200.000 dieser Hilfen, finden in Form einer stationären Hilfe statt (die restlichen Hilfen verteilen sich auf weitere Hilfeformen).

Stationäre Hilfe, wir sprechen auch von Fremdunterbringung, bedeutet, dass junge Menschen in einer Pflegefamilie oder in einer Heimgruppe leben. Bei den stationären Hilfen wiederum macht der Aufenthalt in einer Pflegefamilie den eher geringeren Teil aus. Lediglich knapp ein Drittel der Kinder und Jugendlichen, die außerhäuslich untergebracht sind, leben in Pflegefamilien.

Die Zahl der Inobhutnahmen ist in den vergangenen Jahren kontinuierlich gestiegen. Zuletzt (2023) wurden knapp 75.000 Kinder und Jugendliche in Obhut genommen. Gut 25.000 davon aufgrund einer dringenden Kindeswohlgefährdung.

Finanzierung der Hilfe

Die Finanzierung der Hilfen erfolgt über die Kommunen entweder durch eine pauschale Finanzierung (wie in den Erziehungsberatungsstellen), im Falle von Einzelfallhilfen durch Stundensätze (z. B. SPFH) oder Entgelte (Tagesgruppen und stationäre Hilfen). Bei teil- und vollstationären Hilfen müssen Personensorgeberechtigte in Abhängigkeit von Einkommen und Vermögen einen Eigenanteil leisten.

Im Konfliktfall: Ombudsstellen

Das Verhältnis von Leistungserbringern der öffentlichen Jugendhilfe (Jugendamt) und Hilfeempfängern ist insbesondere in Fragen des Kinderschutzes durch ein asymmetrisches Machtverhältnis gekennzeichnet. Dies bedeutet, dass die Eingriffsmöglichkeiten der öffentlichen Jugendhilfe und die Beteiligungs- und Mitbestimmungsmöglichkeiten der Familien und der jungen Menschen an Entscheidungsprozessen nicht gleichberechtigt sind. In Fällen von Kindeswohlgefährdungen ist dies im Sinne des Schutzauftrags oft wichtig, kann aber auch zu Konflikten führen, wenn ein bedarfs- und gesetzeskonformes Vorgehen nicht sichergestellt ist. Für solche Konfliktfälle sind Ombudsstellen eingerichtet, die von Leistungsempfängern (Erziehungsberechtigten, jungen Menschen) angerufen werden können. Im Rahmen einer psychotherapeutischen Begleitung bei Kindeswohlfragen kann es Aufgabe von Psychotherapeut:innen sein, hinsichtlich dieser Möglichkeit zu beraten oder Familien und junge Menschen zu begleiten.

Ombudsstellen sind unabhängige und unparteiliche Beratungs- und Beschwerdestellen, die im Konfliktfall informieren, beraten und auch vermitteln. Im Rahmen des SGB VIII ist die Einrichtung solcher Ombudsstellen vorgeschrieben, die Errichtung selbst ist Länderangelegenheit. In der Regel gibt es in jedem Bundesland eine Ombudsstelle, z. T. haben auch Städte oder Regionen eigene Ombudsstellen eingerichtet (s. Homepage in der Tabelle wichtiger Links).

Das System Kinder- und Jugendhilfe

Unter folgenden Links finden sich weiterführende Informationen zum System Kinder- und Jugendhilfe

https://www.kinder-jugendhilfe.info/	Seite der IJBA (Fachstelle für internationale Jugendarbeit der Bundesrepublik Deutschland e. V.) mit einem Überblick über das Kinder- und Jugendhilfesystem in Deutschland
https://www.bpb.de/kurz-knapp/zahlen-und-fakten/datenreport-2021/familie-lebensformen-und-kinder/329591/kinder-und-jugendhilfe/	Informationen der Bundeszentrale für politische Bildung zu Leistungen der Kinder- und Jugendhilfe und zur Entwicklung der Bedarfe
https://www.unterstuetzung-die-ankommt.de/de/	Übersicht über die Aufgabengebiete, die Organisation und Funktion des Jugendamtes mit Suchfunktion für örtlich zuständige Jugendämter
https://www.jugendhilfe.com/	Komprimierte Übersicht über die Leistungen der Kinder- und Jugendhilfe
https://www.ombudschaft-jugendhilfe.de/de/topic/6475.bundesnetzwerk.html	Seite des Bundesnetzwerkes Ombudsstellen in der Jugendhilfe e. V.

Hinwirken auf Zusammenarbeit mit dem Sozialen Dienst des Jugendamtes

Immer wieder haben Kinder und Eltern Angst vor der Inanspruchnahme der Hilfemöglichkeiten des Jugendamtes, weil so viele Schreckensgeschichten verbreitet werden. Dieses Informationsblatt gibt Hilfestellungen, wie Therapeut:innen diesen Ängsten der Menschen begegnen können.

Der (allgemeine) Soziale Dienst des Jugendamtes (SD oder ASD, je nach Kommune) hat, wie beschrieben, sehr unterschiedliche Möglichkeiten, Familien zu unterstützen, um Kinder sicher aufwachsen zu lassen (vgl. **INFO 8** »Das System Kinder- und Jugendhilfe«). Allerdings hat er aufgrund des »doppelten Mandats« auch das Recht und die Pflicht einzugreifen, wenn das Kindeswohl in Gefahr ist. Für viele Menschen erscheint die Hilfe des ASD deswegen bedrohlich. Außerdem kursieren in den verschiedenen Medien, u. a. auch in Internetforen, deutlich mehr Geschichten über das Eingreifen des Jugendamtes, die sich wie »Horrorgeschichten« lesen, als dass über Erleichterung oder gar Erfolg berichtet wird. Darum müssen Psychotherapeut:innen und Kinder- und Jugendlichentherapeut:innen gut informiert sein über die Aufgaben und Möglichkeiten des ASD. Sehr hilfreich ist es, Fachkräfte vor Ort persönlich zu kennen und / oder an runden Tischen mit dem ASD beteiligt zu sein. Nur dann besteht eine reelle Chance, auf Sorgen und Ängste von Eltern angemessen zu reagieren.

Handlungsmöglichkeiten der Therapeut:innen

- Wenn Eltern Unterstützung suchen:
  - Eltern informieren über die Möglichkeiten des ASD oder / und
  - für oder mit den Eltern einen Termin mit dem ASD vereinbaren oder
  - den ASD in die Therapiestunde einladen
- Wenn Eltern Unterstützung suchen, aber auf keinen Fall das Jugendamt akzeptieren wollen:
  - Eltern informieren über die Möglichkeiten des ASD
  - über eigene Erfahrungen mit dem ASD berichten
  - noch einmal alle Alternativen durchgehen, auch vielleicht eine bessere Kooperation in der Therapie
  - Fristen vereinbaren, in denen eine Verhaltens- oder Situationsänderung ausprobiert wird, bevor der ASD zu Hilfe gerufen wird
- Wenn Therapeut:innen die Kooperation mit dem ASD für unverzichtbar halten:
  - anonyme Beratung nach § 8b SGB VIII, um konkret mit dem ASD die möglichen Hilfen und die Frage der Kindeswohlgefährdung zu besprechen
  - Beratung mit der medizinischen Hotline, um die eigene Diagnose zu stärken
  - den Eltern deutlich die eigenen Gründe erklären, warum welche Hilfe jetzt für unverzichtbar gehalten wird
  - die Annahme dieser Hilfe zur Bedingung für die weitere Therapie machen
- Wenn Therapeut:innen Kindeswohlgefährdung sehen:
  - anonyme Beratung nach § 8b SGB VIII, um konkret mit dem ASD die möglichen Hilfen und die Frage der Kindeswohlgefährdung zu besprechen (s. auch **AB 6** »Pseudonymisierter Meldebogen an das Jugendamt zur Vorbereitung auf Beratung gem. § 8b SGB VIII«)
  - den Eltern deutlich sagen, worin die Kindeswohlgefährdung gesehen wird
  - mit den Eltern besprechen, welche Rolle die Psychotherapeut:innen übernehmen können, auch wenn das Kind in Obhut genommen wird
  - Einbeziehen des ASD mit Wissen der Eltern, auch ohne ihr Einverständnis

Hinwirken auf Zusammenarbeit mit dem Sozialen Dienst des Jugendamtes

Im Gespräch mit den Eltern gilt es, deren Bedenken ernst zu nehmen und einvernehmliche Lösungen zu suchen. Einvernehmliche Lösungen haben in der Regel eine deutlich größere Chance, auch umgesetzt zu werden. Wenn das nicht gelingt, haben Eltern ein Recht darauf, über die Schritte des/der Psychotherapeut:in informiert zu werden, es sei denn, diese Information würde die Kindeswohlgefährdung erhöhen. Darum ist es so wichtig, sich selbst zuvor über das weitere Vorgehen Sicherheit zu verschaffen. Dazu ist es ratsam, bei allen Schritten, die evtl. auch gegen den Willen der Eltern unternommen werden müssen, sich zuvor anonym gemäß SGB VIII, § 8b mit dem ASD zu beraten. Auch Supervision kann bei der Entscheidungsfindung hilfreich sein.

3 Vorgehen bei einer Meldung von Kindeswohlgefährdungen

Die konkrete Entscheidung, zum Verdacht auf Kindeswohlgefährdung aktiv zu werden, fällt vielen Psychotherapeut:innen schwer, egal ob sie mit den Kindern und Jugendlichen arbeiten oder mit den Eltern. Sie widerspricht so sehr der vertrauensvollen Grundhaltung in einer Psychotherapie. Hier wird der Frage nachgegangen, ob ein Kind, sei es aus Absicht oder Unfähigkeit, geschädigt wird. Und wenn diese Frage bejaht wird, müssen evtl. Behörden eingeschaltet werden, die dann die Verantwortung übernehmen. Das gewohnte psychotherapeutische Handeln wird vorübergehend außer Kraft gesetzt. Gleichzeitig können gerade Psychotherapeut:innen mit ihrer Expertise viel dazu beitragen, einen guten Weg für Kinder und Eltern zu finden.

Um eine größere Handlungssicherheit zu gewährleisten, wird in diesem Kapitel das konkrete Vorgehen mit je dazugehörigen Materialien / Vorlagen bei Meldungen von Kindeswohlgefährdungen skizziert.

Arbeits- und Informationsmaterial

INFO 10 Meldung bei Hinweisen auf Kindeswohlgefährdung
Dieser Flow-Chart gibt eine Übersicht über die Handlungsschritte bei Hinweisen auf eine Kindeswohlgefährdung mit den Verweisen auf die jeweiligen Dokumente, die in diesem Kapitel zusammengestellt sind.

AB 1 Orientierende Prüffragen zum Vorgehen bei Kindeswohlgefährdungen
Hier findet sich eine Zusammenstellung von ersten Prüffragen für das Vorgehen bei Hinweisen auf eine Kindeswohlgefährdung.

AB 2 Checkliste: Gewichtige Anhaltspunkte für eine Kindeswohlgefährdung
Neben Informationen zur Definition gewichtiger Anhaltspunkte ist hier eine systematisierte Zusammenstellung zur Dokumentation solcher Anhaltspunkte hinterlegt.

AB 3 Erörterung mit Kindern / Jugendlichen bei Hinweisen auf Kindeswohlgefährdung
Für die Erörterung mit Kindern / Jugendlichen bei Hinweisen auf gewichtige Anhaltspunkte findet sich hier ein Leitfaden sowie ein Dokumentationsbogen für die Erörterung.

AB 4 Erörterung mit Personensorgeberechtigten bei Hinweisen auf Kindeswohlgefährdung
Für die Erörterung mit Personensorgeberechtigten bei Hinweisen auf gewichtige Anhaltspunkte findet sich hier ein Leitfaden sowie ein Dokumentationsbogen für die Erörterung.

AB 5 Pseudonymisierter Meldebogen an das Jugendamt zur Vorbereitung auf Beratung gem. § 8b SGB VIII
Zur Beantragung einer Beratung zur Einschätzung der Kindeswohlgefährdung ist hier ein Formular hinterlegt.

AB 6 Meldebogen gewichtiger Anhaltspunkte an das Jugendamt
Bei Vorliegen gewichtiger Hinweise auf eine Kindeswohlgefährdung kann dieser Meldebogen verwendet werden.

AB 7 Schweigepflichtsentbindung
Sowohl für eine Entbindung von der Schweigepflicht gegenüber dem Jugendamt durch Personensorgeberechtigte als auch durch einwilligungsfähige Kinder / Jugendliche sind hier Vordrucke hinterlegt.

INFO 11 Übersicht wichtiger Kontakte
Hier sind wichtige Kontaktdaten im Zusammenhang mit Kindeswohlgefährdungen hinterlegt bzw. können ergänzt werden.

Meldung bei Hinweisen auf Kindeswohlgefährdung

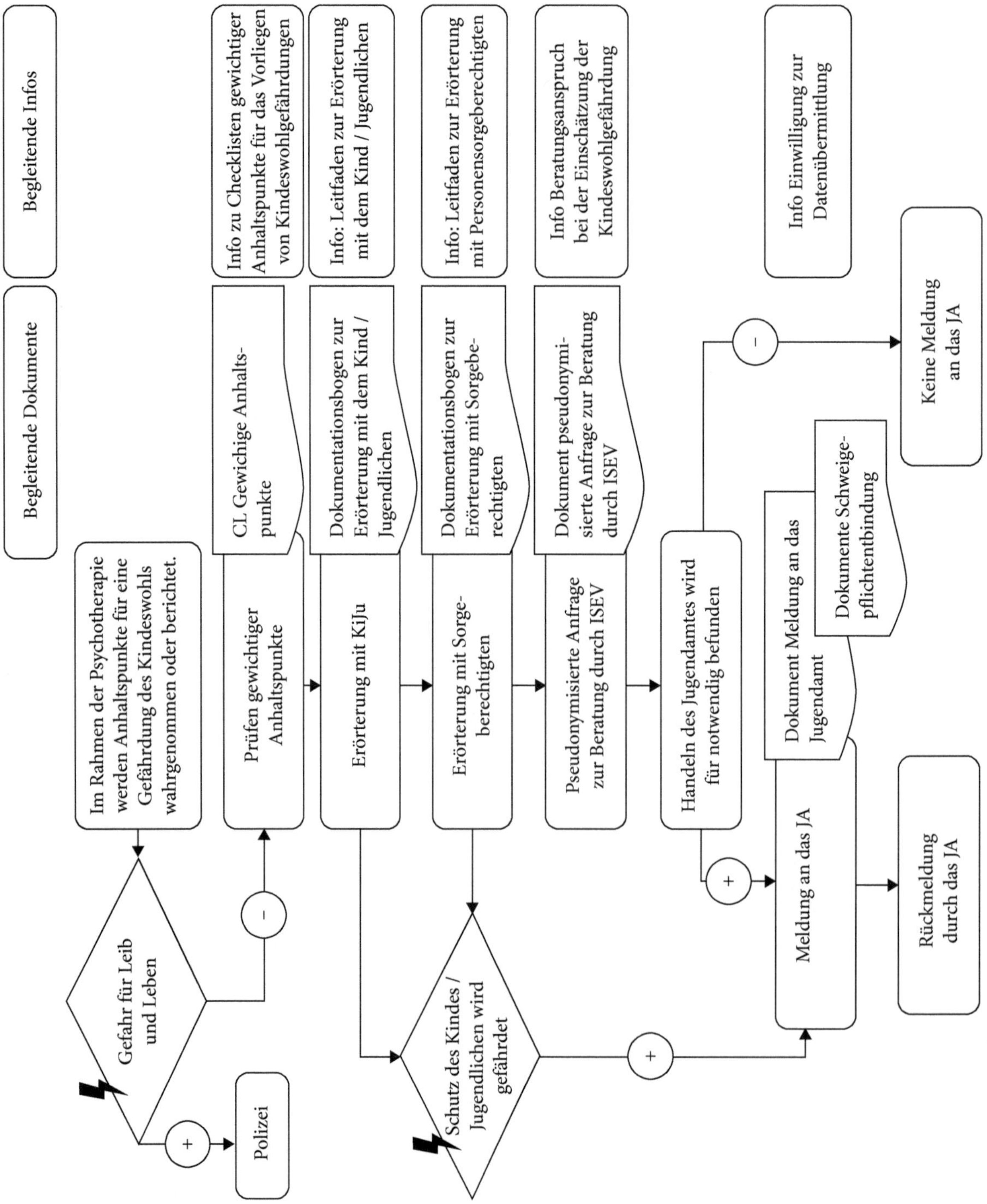

Orientierende Prüffragen zum Vorgehen bei Kindeswohlgefährdungen

Diese Prüffragen können eine erste Orientierung im Vorgehen ermöglichen:

- ☐ Werden gewichtige Anhaltspunkte berichtet oder beobachtet?
- ☐ Können diese Anhaltspunkte mit dem Kind / Jugendlichen erörtert werden, ohne dass es schädliche Folgen hat?
- ☐ Können diese Anhaltspunkte mit den Erziehungsberechtigten erörtert werden, ohne dass es schädliche Folgen hat?
- ☐ Kann auf eine Inanspruchnahme von Hilfe hingewirkt werden, ohne dass es schädliche Folgen hat?
- ☐ Wird durch eine Erörterung oder beim Hinwirken auf die Inanspruchnahme einer Hilfe möglicherweise der Schutz des Kindes / Jugendlichen gefährdet?
- ☐ Ist ein solches Vorgehen überhaupt möglich?
- ☐ Wird ein Tätigwerden des Jugendamtes für die Abwendung der Gefährdung als notwendig gesehen?
- ☐ Wurden die Beteiligten auf das Vorgehen, das Jugendamt zu informieren, hingewiesen?
- ☐ Ist es möglich, eine Schweigepflichtentbindung für die Informationsweitergabe an das Jugendamt zu erhalten?
- ☐ Wird die Beratung zur Einschätzung der Kindeswohlgefährdung durch eine insofern erfahrene Fachkraft in Anspruch genommen?
- ☐ Wird durch die Information über das Vorgehen der Schutz des Kindes / Jugendlichen gefährdet?
- ☐ Wurde eine Meldung zur Kindeswohlgefährdung an das Jugendamt geschickt?
- ☐ Habe ich im Falle einer Meldung eine zeitnahe Rückmeldung durch das Jugendamt erhalten, ob das Jugendamt die Anhaltspunkte zur Kindeswohlgefährdung bestätigt sieht und ob es zum Schutz des Kindes tätig geworden ist?

Checkliste: Gewichtige Anhaltspunkte für eine Kindeswohlgefährdung

Informationen zur Checkliste

Die Grundlage für die Einschätzung der Gefährdung des Kindeswohls und daraus resultierende Handlungsschritte bildet zunächst das Vorliegen gewichtiger Anhaltspunkte. Diese stellen Indikatoren einer möglichen Gefährdung dar. Für gewichtige Anhaltspunkte gibt es keine gesetzliche Definition, es handelt sich um einen unbestimmten Rechtsbegriff. Sie stellen vielmehr einen weitgehenden fachlichen Konsens als Orientierungsrahmen in der Gefährdungseinschätzung dar.

Es existiert eine Reihe solcher Listen mit einer systematisierten Zusammenstellung von Gefährdungsindikatoren, eine einheitliche Liste im Sinne eines vollständigen Kriterienkatalogs, auf die z. B. alle Jugendämter zurückgreifen würden, existiert nicht. Zielsetzung solcher Listen ist es, die Gefährdungseinschätzung zu systematisieren und eine interindividuelle Übereinstimmung sowie eine interdisziplinäre Kommunikation z. B. im Rahmen kollegialer Beratung oder Meldung an das Jugendamt zu fördern (Gerber & Kindler, 2020).

Was sind gewichtige Anhaltspunkte für eine Kindeswohlgefährdung?

Bei gewichtigen Anhaltspunkten handelt es sich um konkrete Hinweise und Informationen …

- von Kindern und Jugendlichen oder Erziehungsberechtigten selbst berichtet oder
- durch Aussagen Dritter mitgeteilt oder
- beobachtet (z. B. durch Fachkräfte)

zu

- Handlungen oder Unterlassungen gegen Kinder und Jugendliche oder
- Lebensumständen,

die

- zu einer Gefährdung des Kindeswohls führen oder
- Risikofaktoren für die Wahrscheinlichkeit einer Gefährdung des Kindeswohls darstellen.

Gewichtige Anhaltspunkte sind unter der Berücksichtigung des Alters und des Entwicklungsstandes sowie von Kontextfaktoren zu bewerten.

Die folgende Liste stellt eine Zusammenführung und Systematisierung verschiedener Kriterienlisten (Barth, 2022; Britze et al., 2013) dar und erhebt keinen Anspruch auf Vollständigkeit. Insbesondere im Kontext von Psychotherapie mit Kindern und Jugendlichen sind bestimmte Informationsquellen für gewichtige Anhaltspunkte, wie z. B. die Wohnsituation, nur eingeschränkt zugänglich. Weiter sind in den Kriterienlisten oft psychische Auffälligkeiten bei Kindern und Jugendlichen als mögliche gewichtige Anhaltspunkte angeführt, die ja die Indikation für eine Therapie darstellen. Diese Liste ist somit eine Orientierungshilfe, an deren Ende eine Zusammenfassung steht. Über die Erörterung mit den Kindern / Jugendlichen erfolgt eine Konkretisierung wahrgenommener oder berichteter Anhaltspunkte, um daraus weitere Handlungsschritte zu entwickeln.

Checkliste: Gewichtige Anhaltspunkte für eine Kindeswohlgefährdung

	beobachtet	mitgeteilt
(1) Äußere Erscheinung und Versorgtheit des Kindes oder der / des Jugendlichen		
(1.1) massive oder wiederholte Zeichen von Verletzungen wie Blutergüsse, Striemen, Narben, Knochenbrüche, Verbrennungen usw. ohne erklärbare, nachvollziehbare Ursache	☐	☐
(1.2) häufige Krankenhausaufenthalte aufgrund von angeblichen Unfällen	☐	☐
(1.3) schlechter körperlicher Zustand, wiederholte / anhaltende Erkrankungen (z. B. der Haut, Atemwege etc.) ohne medizinische Versorgung	☐	☐
(1.4) chronische Erkrankung oder Behinderung, Verzögerungen der motorischen, sprachlichen oder geistigen Entwicklung ohne medizinische Abklärung bzw. Versorgung	☐	☐
(1.5) Erforderliche ärztliche Untersuchungen und Behandlungen des Kindes werden nicht oder nur sporadisch wahrgenommen oder verweigert.	☐	☐
(1.6) Gesundheitliche Vor- und Fürsorge wird nicht ausreichend sichergestellt.	☐	☐
(1.7) Die Versorgung des Kindes bzw. der oder des Jugendlichen mit Essen und Trinken ist nicht ausreichend sichergestellt.	☐	☐
(1.8) starke Unterernährung	☐	☐
(1.9) Retardierung im kognitiven und motorischen Bereich ohne adäquate Förderung	☐	☐
(1.10) unzureichende Körperhygiene (Schmutz und / oder Reste von Kot auf der Haut, unbehandelte, entzündete Hautoberfläche, faulende Zähne, Ungezieferbefall)	☐	☐
(1.11) unzureichende Bekleidung, wiederholt völlig witterungsunangemessene und / oder völlig verschmutzte Kleidung	☐	☐
(1.12) unzureichende Aufsicht, Aufenthalt an jugendgefährdenden Orten (z. B. Stricher-Szene, Lokale aus der Prostitutionsszene, Spielhalle, Nachtclub) oder ungekanntem Aufenthaltsort	☐	☐
(1.13) wiederholter Aufenthalt zu altersunangemessenen Zeiten ohne Erziehungsperson in der Öffentlichkeit (z. B. nachts allein auf dem Spielplatz)	☐	☐
(1.14) häufiges oder über einen langen Zeitraum Unbeaufsichtigt-Sein oder in Obhut offenkundig ungeeigneter Personen Gelassen-Sein (z. B. ältere Geschwisterkinder, alkoholisierte oder unter Medikamenten / Drogen stehende Aufsichtsperson)	☐	☐
(1.15) andere nicht benannt gewichtige Anhaltspunkte (Konkretisierung.)	☐	☐

....

Checkliste: Gewichtige Anhaltspunkte für eine Kindeswohlgefährdung

	beobachtet	mitgeteilt
(2) Verhalten der Erziehungspersonen in und außerhalb der häuslichen Gemeinschaft		
(2.1) massive oder häufige Gewalt gegenüber dem Kind (z. B. Schütteln, Schlagen, Einsperren)	☐	☐
(2.2) ernst zu nehmende Verdachtsmomente auf sexualisierte Gewalt	☐	☐
(2.3) häufiges, massives Beschimpfen, Ängstigen oder Erniedrigen des Kindes	☐	☐
(2.4) Gewährung des unbeschränkten Zugangs zu gewaltverherrlichenden oder pornografischen Medien	☐	☐
(2.5) Isolierung des Kindes (z. B. Kontaktverbot zu Gleichaltrigen, zu Bezugspersonen)	☐	☐
(2.6) wiederholte oder schwere Gewalt zwischen den Erziehungspersonen	☐	☐
(2.7) anhaltende Trennungskonflikte	☐	☐
(2.8) Die Eltern vertreten konfliktträchtige religiöse und / oder extremistische Weltanschauungen.	☐	☐
(2.9) andere nicht benannt gewichtige Anhaltspunkte Konkretisierung. …………………………………………………………………………………………	☐	☐
(3) Verhalten des Kindes oder der / des Jugendlichen		
(3.1) völlige Distanzlosigkeit und / oder Aggressivität	☐	☐
(3.2) selbst- und fremdgefährdendes Verhalten, selbstverletzendes Verhalten, Suizidversuche	☐	☐
(3.3) Äußerungen des Kindes, die auf Misshandlungen, Missbrauch und Vernachlässigung hinweisen	☐	☐
(3.4) Kind / Jugendliche:r wirkt benommen / berauscht unter Einfluss von Drogen, Alkohol oder Medikamenten.	☐	☐
(3.5) deutliche und auffällige Verhaltensänderungen des Kindes, z. B. Kind wirkt auffallend zurückgezogen, ruhig, teilnahmslos, zeigt mangelndes Interesse an der Umwelt, anhaltende traurige Verstimmung	☐	☐
(3.6) aggressives Verhalten, mangelnde Frustrationstoleranz, wiederholte oder schwere gewalttätige und / oder sexuelle Übergriffe gegen Personen	☐	☐
(3.7) auffälliges Kontaktverhalten zu Gleichaltrigen und / oder Erwachsenen, unsicheres / wechselndes Beziehungsverhalten (Nähe- / Distanzproblematik), instabiler oder fehlender Blickkontakt	☐	☐
(3.8) offensichtliches ständiges oder häufiges Fernbleiben von der Schule, Schulverweigerung, Verweigerung der Mitwirkung in der Schule	☐	☐

Checkliste: Gewichtige Anhaltspunkte für eine Kindeswohlgefährdung

	beobachtet	mitgeteilt
(3.9) Fernbleiben vom elterlichen Haus / von der elterlichen Wohnung, Weglaufen aus dem häuslichen Bereich, ohne Kenntnis der Personensorgeberechtigten	☐	☐
(3.10) Häufung selbst durchgeführter Straftaten	☐	☐
(3.11) wiederholte oder schwere gewalttätige und / oder sexuelle Übergriffe gegen andere Personen	☐	☐
(3.12) weitere psychische Auffälligkeiten bei Kind / Jugendlichem	☐	☐
(3.13) andere nicht benannt gewichtige Anhaltspunkte Konkretisierung.	☐	☐
....		
(4) Soziale Situation des Kindes / Jugendlichen und Wohnsituation der Familie		
(4.1) Isolation der Familie im Wohnumfeld, Isolierung des Kindes (z. B. Kontaktverbot zu Gleichaltrigen, zu Bezugspersonen)	☐	☐
(4.2) Desintegration in der eigenen Familie	☐	☐
(4.3) keine Abgrenzung zu anderen Menschen / Dauerbelagerung von Besucher:innen	☐	☐
(4.4) fehlende Tagesstruktur der Familie (insb. Tag- und Nachtrhythmus)	☐	☐
(4.5) Obdachlosigkeit oder offensichtlich zu geringer Wohnraum	☐	☐
(4.6) finanzielle Situation, die keine Existenzsicherung ermöglicht, existenzielle finanzielle Notlagen / Verschuldung	☐	☐
(4.7) Wohnung ist vermüllt, völlig verdreckt, verschimmelt oder weist Spuren von äußerer Gewalteinwirkung auf (z. B. stark beschädigte Türen).	☐	☐
(4.8) Nichtbeseitigen von erheblichen Gefahren im Haushalt wie defekte Stromkabel, offene Steckdosen, Herumliegen von Spritzbesteck	☐	☐
(4.9) fehlende oder defekte Heizung, fehlender Strom, kein fließendes Wasser	☐	☐
(4.10) unangemessene Tierhaltung im Wohnraum	☐	☐
(4.11) Fehlen von jeglichem Spielmaterial	☐	☐
(4.12) keine angemessene Schlafsituation oder fehlende Schlafmöglichkeiten	☐	☐
(4.13) Missbrauch des Kindes zur Begehung von Straftaten oder anderen verwerflichen Taten	☐	☐
(4.14) akute psychische Erkrankung eines Elternteils / beider Eltern	☐	☐
(4.15) andere nicht benannt gewichtige Anhaltspunkte Konkretisierung.	☐	☐
....		

Checkliste: Gewichtige Anhaltspunkte für eine Kindeswohlgefährdung

Zusammenfassung der gewichtigen Anhaltspunkte

Folgende Anhaltspunkte wurden wahrgenommen / berichtet Nummern aus der CL	**Konkretisierung**
	....
	....
	....

Handlungsschritte	
Erörterung mit dem Kind / der / dem Jugendlichen	Datum:
Erörterung mit den Erziehungsberechtigten	Datum:

Pseudonymisierte Meldung an das Jugendamt und Beratung durch ISEF

Meldung an das Jugendamt

Erörterung mit Kindern / Jugendlichen bei Hinweisen auf Kindeswohlgefährdung

Leitfaden zur Erörterung mit dem Kind / Jugendlichen

Ergeben sich für Psychotherapeut:innen Hinweise für eine Kindeswohlgefährdung, folgt in einem nächsten Schritt eine Erörterung mit dem Kind / Jugendlichen, soweit der wirksame Schutz des Kindes / Jugendlichen dadurch nicht gefährdet wird. Im Verfahren zur Einschätzung einer Kindeswohlgefährdung ist es von zentraler Bedeutung, alle Wahrnehmungen, Äußerungen und Gesprächsinhalte gut zu dokumentieren. Dies erfolgt am ehesten durch eine leitfadengestützte Befragung.

Nicht immer ist sofort eine leitfadengestützte Befragung oder einigermaßen sachliche Erörterung möglich. Wenn Kinder von sich aus erzählen oder extrem verängstigt sind, brauchen sie zunächst psychotherapeutische Begleitung. Dies wird in **INFO 14** »Das Schweigen der Kinder – Gesprächsführung bei Kindeswohlgefährdung« genauer beschrieben. **INFO 16** »Anleitung zum Sprechen über kindeswohlgefährdende Ereignisse« gibt konkrete Gesprächshilfen.

Die Erörterung dient im Rahmen eines diagnostischen Prozesses der Objektivierung und Konkretisierung geäußerter oder wahrgenommener Hinweise auf eine Kindeswohlgefährdung. Sie verfolgt keine strafrechtliche Aufgabenstellung. Im Falle einer strafrechtlichen Verfolgung oder eines familiengerichtlichen Verfahrens wird es mit hoher Wahrscheinlichkeit zu erneuten Befragungen kommen. Dies ist auch mit den Kindern und Jugendlichen zu kommunizieren.

Gefährdungsbeurteilung. Die eigentliche Gefährdungsbeurteilung erfolgt durch das jeweilige Jugendamt, wenn es zu einer Meldung kommt. Für das Jugendamt können die Dokumentationen der Erörterungen in ihrer Einschätzung aber von hoher Bedeutung in diesem gesamtdiagnostischen Prozess sein.

Gesprächsleitlinien zur Erörterung

- Die Erörterung mit dem Kind / Jugendlichen muss partizipativ und in Abhängigkeit vom (Entwicklungs-)Alter geführt werden. Im Grundsatz folgt die Erörterung im Kindes- und im Jugendalter dem gleichen Ablauf mit je altersabhängigen Anpassungen der Formulierungen. Allerdings sind bei der Gesamtwürdigung und der Abwägung von gewichtigen Anhaltspunkten dem Selbstbestimmungsrecht von Jugendlichen und dem Willen zur Offenbarung mit fortschreitendem Alter größeres Gewicht einzuräumen.
- Die Gesprächsführung sollte nicht zu stark stimulierend sein, d. h. nicht durch starkes Nachfragen angeregt werden. Verständnisfragen sind möglich, durch offenes Nachfragen (z. B. »Wie ist es dann weitergegangen?«) kann beim Stocken des Gespräches zum Weitererzählen motiviert werden. Wenn Kinder schweigen, sollte max. zwei Mal nachgefragt werden (Kindler, 2006a).
- Voraussetzung für die Erörterung ist das informierte Einverständnis. Dazu sollen die Intention und die Zielsetzung des Gespräches kommuniziert werden.
- Für eine Erörterung muss ausreichend Zeit eingeplant werden.
- Die Fragen sollen offen gestellt werden. Zielsetzung ist die Rekonstruktion eines Geschehensablaufs aus dem episodischen Gedächtnis (narrative Beschreibung des Ereignisses).
- Zu berücksichtigen ist, dass manche Inhalte und Fragen zum Triggern der Erinnerung an traumatisierende Erlebnisse führen können. Die Erörterung muss sensibel erfolgen und Hinweise (körperliche Reaktionen, Verhaltensweisen, kommunizierte Inhalte …) auf eine Reaktivierung von traumatisierenden Erlebnissen müssen wahrgenommen und auch dokumentiert werden. Es ist erwartungsgemäß und angemessen, wenn den Kindern / Jugendlichen die Erinnerungen schwerfallen und Schmerz auslösen. Es geht nicht darum, die Befragung dann abzubrechen, sondern die Kinder / Jugendlichen in ihrer Verfassung zu validieren und zu begleiten.

Erörterung mit Kindern / Jugendlichen bei Hinweisen auf Kindeswohlgefährdung

- Bei der Erörterung ist auf die neutrale Position des / der Psychotherapeut:in zu achten. In vielen Fällen empfinden Kinder / Jugendliche eine hohe Loyalität gegenüber den Menschen, die das Kindeswohl gefährden, und versuchen, diese Menschen, oft aus dem familiären Umkreis, zu schützen. Bei der Erörterung gilt es, diese Loyalität zu respektieren und sich nicht gegen z. B. Eltern zu verbünden.
- Bei der Erörterung dürfen sich Psychotherapeuti:innen nicht auf einen Geheimhaltungswunsch einlassen.
- Bei der Datenweitergabe ist dies mit den Kindern / Jugendlichen zu kommunizieren, bei einwilligungsfähigen Jugendlichen ist möglichst das Einverständnis durch eine Schweigepflichtentbindung einzuholen.

Die Phasen des Erörterungsgespräches

Eröffnungsphase
- über Zweck und Zielsetzung informieren
- wahrgenommene und berichtete Anhaltspunkte benennen

Phase des freien Berichts
- durch offene Fragen narrative Rekonstruktion des Geschehens anregen

Phase des Nachfragens (Schließen von Lücken) in der Erzählung
- durch Nachfragen mögliche Lücken in der Erzählung schließen

Gespräch zu Gedanken und Gefühlen im Hinblick auf das Geschehen
- Welche Strategien hat das Kind, mit der Situation umzugehen, welche eigenen Lösungsstrategien hat es?
- Wie steht das Kind dazu, dass man das mit den Eltern besprechen wird?
- Welche Ideen und Wünsche hat das Kind selbst zum Umgang mit der Situation, gibt es eigene Schutzwünsche?

Hinweis zu nächsten Schritten / zum weiteren Vorgehen
- Hinweis, ob es z. B. zu einem Austausch mit Kolleg:innen kommt oder eine Kontaktaufnahme zum Jugendamt erfolgt

(s. Kindler, 2006a)

Erörterung mit Kindern / Jugendlichen bei Hinweisen auf Kindeswohlgefährdung

Dokumentationsbogen zur Erörterung mit Kindern / Jugendlichen

Name des Kindes / Jugendlichen: Geboren am:

....

Durchgeführt am: .... Uhrzeit: ....

Erörterung durchgeführt durch: ....

Information zum Anlass und zum Ziel der Erörterung:

....

....

....

....

Freier Bericht des Kindes / Jugendlichen:

....

....

....

....

Informationen aus Nachfragen:

....

....

....

....

Erörterung mit Kindern / Jugendlichen bei Hinweisen auf Kindeswohlgefährdung

Gedanken und Gefühle im Hinblick auf das Geschehen:

....

....

....

....

Verhaltensbeobachtung:

....

....

....

....

Hinweise / Informationen zu nächsten Schritten / zum weiteren Vorgehen:

....

....

....

....

(in Orientierung an der deutschen Fassung des NICHD (National Institute of Child Health and Human Development) Interviews I für die Durchführung einer diagnostisch-forensischen Exploration im Kinderschutz; Noeker & Franke, 2018)

Erörterung mit Personensorgeberechtigten bei Hinweisen auf Kindeswohlgefährdung

Leitfaden zur Erörterung mit den Personensorgeberechtigten

Nach der Erörterung mit dem Kind / Jugendlichen erfolgt die Erörterung mit den Personensorgeberechtigten. Auch hier gilt, dass diese Erörterung nur durchgeführt wird, soweit der wirksame Schutz des Kindes / Jugendlichen dadurch nicht gefährdet ist.

In der Erörterung mit den Personensorgeberechtigten stehen folgende Fragestellungen im Mittelpunkt:

- Wie lassen sich wahrgenommene oder berichtete Hinweise und Anhaltspunkte auf eine Kindeswohlgefährdung objektivieren und konkretisieren?
- Wie bewerten die Personensorgeberechtigten die Situation des Kindes / Jugendlichen?
- Inwieweit sind die Personensorgeberechtigten in der Lage, die Situation des Kindes zu verändern?
- Haben die Personensorgeberechtigten einen ergänzenden Hilfebedarf?

Wenn ein ergänzender Hilfebedarf (z. B. durch eine Maßnahme der Jugendhilfe) festgestellt wird, soll auf die Inanspruchnahme der Hilfe hingewirkt werden (AWMF, 2019, S. 81).

Die Erörterung mit den Personensorgeberechtigten ist grundsätzlich vom professionellen Kontext geprägt, d. h., dass Psychotherapeut:innen in ihrem Setting in der Regel weniger Einsicht in die Lebenswelt der Kinder und Jugendlichen haben als z. B. Erzieher:innen im Kindergarten oder Lehrkräfte. Weiter befinden sich Psychotherapeut:innen in Fragen des Kinderschutzes und der Kindeswohlgefährdung in einem professionellen Spannungsfeld. Einerseits ist die vertrauensvolle Zusammenarbeit mit den Personensorgeberechtigten ein zentraler therapeutischer Wirkfaktor. Dies beinhaltet auch den geschützten Umgang mit den im Rahmen der Therapie erlangten Informationen. Andererseits müssen Psychotherapeut:innen dann, wenn ihnen Hinweise und Anhaltspunkte für eine Kindeswohlgefährdung zur Kenntnis gelangen, im Sinne der Sicherung des Kindeswohles möglicherweise Handlungsschritte initiieren, die diesem therapeutischen Grundverständnis entgegenstehen. Psychotherapeut:innen müssen sich dieses Spannungsfeldes bewusst sein und möglicherweise das Vorgehen im Bereich des Kinderschutzes durch kollegiale Beratung, Intervision oder durch Supervision unter Berücksichtigung des Datenschutzes begleiten.

Gesprächsleitlinien zur Erörterung mit den Personensorgeberechtigten

- Die Erörterung mit den Personensorgeberechtigten sollte gut vorbereitet sein, es ist ausreichend Zeit dafür einzuplanen.
- Psychotherapeut:innen nehmen in der Erörterung eine neutrale Position ein. Besondere Vorsicht ist in Trennungs- und Scheidungssituationen geboten, da möglicherweise Psychotherapeut:innen über Aussagen von kindeswohlgefährdenden Umständen beim je anderen Elternteil zu Parteinahme verleitet werden.
- Die Fragen sollen offen gestellt werden.
- Voraussetzung für die Erörterung ist das informierte Einverständnis. Dazu werden die Intention und die Zielsetzung des Gespräches kommuniziert.
- Die Erörterung folgt folgenden Schritten:
  - Benennen Sie die wahrgenommenen oder mitgeteilten Hinweise und Anhaltspunkte.
  - Fragen Sie die Bewertung und Sichtweise der Personensorgeberechtigten zu den Hinweisen und Anhaltspunkten ab.
  - Bringen Sie die gemeinsame Sorge um das Kind / Jugendlichen und das gemeinsame Interesse für eine gesunde Entwicklung des Kindes / Jugendlichen zum Ausdruck.

Erörterung mit Personensorgeberechtigten bei Hinweisen auf Kindeswohlgefährdung

- Benennen Sie die Anforderungen und die Bedeutung konkreter Lebensumstände für die gute Entwicklung eines Kindes / Jugendlichen.
- Eruieren Sie die Bereitschaft und die Möglichkeit der Veränderung der zur Gefährdung führenden Lebensumstände (s. auch den folgenden Infokasten).

▶ Informieren Sie bei einer Einschätzung, dass ergänzende und weiterführende Hilfen notwendig sind, die Personensorgeberechtigten über mögliche Hilfen.

Kommt es im Rahmen der Erörterung zu der Einschätzung, dass über die Psychotherapie hinaus weitere Hilfen notwendig sind, ist auf die Inanspruchnahme dieser Hilfen hinzuwirken. Für eine Einschätzung kann der Beratungsanspruch durch eine ISEF in Anspruch genommen werden.

Info • Anhaltspunkte für eine Veränderungsmotivation (Kindler, 2006).

▶ Zufriedenheit der Eltern mit der gegenwärtigen Situation
Werden Gefahren oder Gefährdungen nicht oder nur eingeschränkt wahrgenommen, hemmt dies die Veränderungsmotivation.

▶ Selbstvertrauen und realistische Hoffnung auf Veränderung
eine erlebte Hilflosigkeit, evtl. auch im Rahmen einer depressiven Erkrankung

▶ Subjektive Normen zur Hilfesuche
hohes Autonomiebedürfnis, Glaubenssätze zur Selbstbewältigung von Problemen, Überzeugungen zur Nutzlosigkeit von Hilfen

▶ Haltung gegenüber belegbaren Kindeswohlgefährdungen
Verleugnung einer möglichen Verantwortlichkeit bei belegbaren Kindeswohlgefährdungen

▶ Geschichte der Inanspruchnahme und Wirkung von Hilfe
mangelnde oder fehlende Kooperationsbereitschaft bei früheren Hilfen; Erleben unzureichender Wirkung früherer Hilfen

▶ Einschränkungen der Fähigkeit, von verfügbaren Hilfen zu profitieren:
z. B. bei kognitiven Einschränkungen, (chronischen) psychischen Erkrankungen, Suchterkrankungen

Erklären die Personensorgeberechtigten sich bereit, Hilfe in Anspruch zu nehmen, unterstützen Sie die Personensorgeberechtigten bei der Inanspruchnahme. Dabei ist auch zu berücksichtigen, dass die Hilfe tatsächlich in Anspruch genommen wurde und diese Inanspruchnahme auch kontrolliert wird.

Wird das Tätigwerden des Jugendamtes für notwendig erachtet und eine Meldung an das Jugendamt soll erfolgen, sind die Personensorgeberechtigten über diesen Schritt zu informieren. Für eine Meldung an das Jugendamt ist eine Schweigepflichtentbindung einzuholen.

Erteilen die Personensorgeberechtigten keine Schweigepflichtentbindung, erfolgt die Meldung ohne diese. Die Personensorgeberechtigten sind dann ebenfalls über diesen Schritt zu informieren.

Dieses Vorgehen steht immer unter dem Vorbehalt, dass dadurch nicht der Schutz des Kindes gefährdet wird.

Erörterung mit Personensorgeberechtigten bei Hinweisen auf Kindeswohlgefährdung

Dokumentationsbogen zur Erörterung mit Personensorgeberechtigten

Name des Kindes / Jugendlichen: Geboren am:

....

Name des / der Personensorgeberechtigten:

....

....

Durchgeführt am: .... Uhrzeit: ....

Erörterung durchgeführt durch: ....

Information zum Anlass und zum Ziel der Erörterung:

....

....

....

Benennung der wahrgenommenen / zur Kenntnis gelangten Hinweise / Anhaltspunkte:

....

....

....

Informationen aus Nachfragen:

....

....

....

Erörterung mit Personensorgeberechtigten bei Hinweisen auf Kindeswohlgefährdung

Bewertung und Sichtweise der Personensorgeberechtigten zu den Hinweisen und Anhaltspunkten:

....

....

....

Benennung der Anforderungen und der Bedeutung von konkreten Lebensumständen für die gute Entwicklung eines Kindes / Jugendlichen:

....

....

....

Bereitschaft und Möglichkeit der Veränderung der zur Gefährdung führenden Lebensumstände bei den Personensorgeberechtigten:

....

....

....

Information über ergänzende, weiterführende Hilfen:

....

....

....

Hinwirken auf die Inanspruchnahme von Hilfen:

....

....

....

Erörterung mit Personensorgeberechtigten bei Hinweisen auf Kindeswohlgefährdung

Verhaltensbeobachtung:

....

....

....

Hinweise / Informationen zu nächsten Schritten / zum weiteren Vorgehen:

....

....

....

Zusammenfassung der Ergebnisse und weitere Handlungsschritte

- ☐ Aus der Erörterung ergibt sich keine Notwendigkeit für eine Inanspruchnahme des Jugendamtes.
- ☐ Aus der Erörterung ergibt sich ein Beratungsbedarf durch eine ISEF.
- ☐ Aus der Erörterung ergibt sich die Notwendigkeit einer weiterführenden Hilfe durch das Jugendamt.
- ☐ Die Personensorgeberechtigten sind bereit und in der Lage, diese Hilfe anzunehmen.
- ☐ Aus der Erörterung und der fehlenden Bereitschaft / Möglichkeit, eine weiterführende Hilfe in Anspruch zu nehmen, ergibt sich die Notwendigkeit der Meldung an das Jugendamt.
  - ☐ mit Einverständniserklärung der Personensorgeberechtigten
  - ☐ ohne Einverständniserklärung der Personensorgeberechtigten

Pseudonymisierter Meldebogen an das Jugendamt zur Vorbereitung auf Beratung gem. § 8b SGB VIII

Anschrift des Jugendamtes

....

....

Antrag auf Beratung durch eine insoweit erfahrene Fachkraft
Anschrift der psychotherapeutischen Praxis

....

....

....

Ansprechpartner / Psychotherapeut:in: ....

Telefon: ....

E-Mail-Adresse: ....

Im Rahmen meiner psychotherapeutischen Tätigkeit sind mir Hinweise / Verdachtsmomente für eine Kindeswohlgefährdung zur Kenntnis gelangt. Zur Einschätzung des Gefährdungsrisikos bitte ich um eine Beratung durch eine insoweit erfahrene Fachkraft gem. § 4 KKG.

Pseudonymisierte Angaben
Alter des Kindes / Jugendlichen: ....

Geschlecht ☐ w ☐ m ☐ divers
Kind / Jugendliche(r) lebt bei ☐ Eltern
☐ in Einrichtung
☐ anderes: ....

Wahrgenommene Hinweise / Verdachtsmomente:

....

....

....

....
Ort, Datum Unterschrift

Meldebogen gewichtiger Anhaltspunkte an das Jugendamt

Eine Mitteilung von gewichtigen Anhaltspunkten für eine Kindeswohlgefährdung erfolgt, wenn …

- die Anhaltspunkte für die Gefährdung auch ohne Beratung durch die ISEF aus der Sicht der / des Psychotherapeut:in zu einer entsprechenden Gefährdungseinschätzung führen oder
- nach der Beratung durch die ISEF es zu einer gemeinsamen entsprechenden Gefährdungseinschätzung kommt und
- ein Handeln des Jugendamtes als notwendig erachtet wird.

Sowohl das Kind oder die / der Jugendliche als auch die Sorgeberechtigten sind von der Meldung in Kenntnis zu setzen, soweit hierdurch der Schutz des Kindes nicht gefährdet ist.

Wenn möglich, soll durch Jugendliche und Erziehungsberechtigte hierfür eine Schweigepflichtentbindung der / des Psychotherapeut:in gegenüber dem Jugendamt eingeholt werden. Ist dies nicht möglich, ist eine Meldung auch ohne Schweigepflichtentbindung möglich.

Viele Jugendämter haben eigene Meldebögen, die zum Download auf der jeweiligen Homepage zur Verfügung stehen. Es handelt sich meist um allgemeine Meldebögen, z. B. auch für Meldungen durch eine Erziehungsberatungsstelle o. Ä. Die Vorlage für eine Meldung speziell aus dem Handlungsfeld der Kinder- und Jugendlichenpsychotherapie orientiert sich stark am Meldebogen der Kinderschutzhotline (https://kinderschutzhotline.de).

Gemäß § 4 (3) KKG haben Personen, die gewichtige Anhaltspunkte für eine Kindeswohlgefährdung an das Jugendamt melden, den Anspruch, eine zeitnahe Rückmeldung durch das Jugendamt zu erhalten,

- ob das Jugendamt die gewichtigen Anhaltspunkte für die Gefährdung des Wohls des Kindes oder Jugendlichen bestätigt sieht,
- ob es zum Schutz des Kindes oder Jugendlichen tätig geworden ist oder noch tätig ist.

Fügen Sie der Mitteilung von gewichtigen Anhaltspunkten Dokumente, wie z. B. Schweigepflichtentbindungen, die Checkliste zu den wahrgenommenen Anhaltspunkten oder die Protokolle zu den Erörterungen mit dem Kind / Jugendlichen, bei.

Meldebogen gewichtiger Anhaltspunkte an das Jugendamt

Meldebogen gewichtige Anhaltspunkte

Mitteilung von gewichtigen Anhaltspunkten für eine Kindeswohlgefährdung an das Jugendamt gem. § 4 KKG

Anschrift des Jugendamtes

....

....

....

....

Anschrift der Psychotherapeutischen Praxis

....

....

....

Ansprechpartner / Psychotherapeut:in:

....

Telefon: ....

FAX: ....

E-Mail: ....

Sehr geehrte Damen und Herren,

hiermit informieren wir das Jugendamt, dass uns gewichtige Anhaltspunkte für eine Kindeswohlgefährdung vorliegen und unsere Möglichkeiten nicht ausreichen, um die Gefährdung abzuwenden.

Das Kind / die / der Jugendliche ist mir bekannt als

☐ Klient:in / Patien:in ☐ Kind eines / r Klient:in / Patien:in

☐ Sonstiges: ....

In der Gefährdungseinschätzung wurde eine ISEF einbezogen.

☐ Nein ☐ Ja

☐ Name der ISEF:

Bisheriges Vorgehen

☐ Den Personensorgeberechtigten und / oder dem Kind wurden Hilfen angeboten bzw. über weitergehende Hilfemöglichkeiten informiert und auf deren Inanspruchnahme hingewirkt.

  ☐ Diese Hilfen erscheinen nicht ausreichend.

  ☐ Die Hilfen wurden nicht angenommen.

☐ Die Situation wurde mit dem Kind / den Personensorgeberechtigten nicht thematisiert, da hierdurch der wirksame Schutz des Kindes infrage gestellt wäre.

Meldebogen gewichtiger Anhaltspunkte an das Jugendamt

Die Information zur Kontaktaufnahme zum Jugendamt ist erfolgt:

☐ An die Personensorgeberechtigten
Eine Schweigepflichtentbindung liegt vor: ☐ Ja ☐ Nein

☐ An das Kind / die / den Jugendliche(n)
Eine Schweigepflichtentbindung liegt vor: ☐ Ja ☐ Nein

☐ Nicht erfolgt, da hierdurch der wirksame Schutz des Kindes infrage gestellt wäre.

Angaben zum Kind / Jugendlichen
Name

....

Anschrift

....

....

....

....

Telefon: ....

Geboren am .... Geschlecht: ☐ w ☐ m ☐ divers

Kind / Jugendliche(r) lebt bei ☐ Eltern
☐ in Einrichtung
☐ anderes: ....

Wahrgenommene Hinweise / Verdachtsmomente:

....

....

....

....

....
Ort, Datum Unterschrift

Schweigepflichtsentbindung

Einverständnis zur Datenweitergabe

Bei der Weitergabe von Daten ist grundsätzlich auf die Einwilligung des Kindes / Jugendlichen und der Personensorgeberechtigten hinzuwirken. Einwilligungsberechtigt sind zunächst die Geheimnisträger, also auch Minderjährige. Dabei ist kein konkretes Alter festgelegt, ab dem Minderjährige einwilligungsfähig sind, vielmehr wird als Kriterium die erforderliche sittliche und geistige Reife herangezogen. Es ist also im Einzelfall »... zu prüfen, ob der Betroffene hinsichtlich des konkreten Datenverarbeitungsvorgangs und des damit verbundenen Grundrechtseingriffs nach seinem individuellen Entwicklungsstand einsichts- und urteilsfähig ist. Bei alterstypischer Entwicklung der betroffenen Person wird in der Literatur übereinstimmend angenommen, dass spätestens ab Vollendung des 14. oder 15. Lebensjahres eine Einwilligungsfähigkeit des Minderjährigen gegeben bzw. zu vermuten sei« (Kepert et al., 2023, S. 204).

Voraussetzung für eine wirksame Einwilligung ist:

- Die Betroffenen sind ordnungsgemäß informiert (Grundsatz der Transparenz). Dies umfasst mindestens die Information,
  - wer der / die Verantwortliche ist und
  - für welche Zwecke ihre personenbezogenen Daten verarbeitet werden.
- Die Einwilligung erfolgt freiwillig.
- Die Einwilligung bezieht sich auf einen Datenverarbeitungsvorgang, bei mehreren Vorgängen bedarf es mehrerer Einwilligungen.
- Über die Möglichkeit des Widerrufes wurde informiert. (Die Einwilligung kann jederzeit – auch mündlich – widerrufen werden. Die schweigepflichtige Person ist dann augenblicklich wieder an ihre Schweigepflicht gebunden.)

(Kepert et al., 2023)

Wenn im konkreten Fall ein Kind oder ein(e) Jugendliche(r) keine genügende Einsichtsfähigkeit entwickelt hat, ist auf die Einwilligung der gesetzlichen Vertreter:innen zurückzugreifen (vgl. Kliemann, 2010, S. 57). Bei mehreren Sorgeberechtigten bedeutet dies im Regelfall, dass die Einwilligung beider sorgeberechtigter Elternteile erforderlich ist – auch wenn diese getrennt leben oder geschieden sind. Sind die Sorgeberechtigten in dieser Entscheidung uneinig, kann das Familiengericht einbezogen werden, im Einzelfall kann eine Einwilligung durch das Familiengericht ersetzt werden.

Schweigepflichtsentbindung

Adresse der Praxis

....

....

....

Entbindung von der Schweigepflicht durch den jungen Menschen

Ich: ....
Name des jungen Menschen

geboren am: ....

wohnhaft: ....

entbinde Frau / Herrn ....
Name der / des Therapeut:in

von ihrer / seiner Schweigepflicht gegenüber:

....

Name, und / oder Benennung der öffentlichen Stelle, Person, Dienstbezeichnung oder Funktion, z. B. Jugendamt).

Die Entbindung von der Schweigepflicht gilt längstens 6 Monate ab dem Tag der Unterschrift oder – abweichend davon – bis: ....
Datum, oder bis zu einem bestimmten Ergebnis

Ich wurde darauf hingewiesen, dass ich diese Erklärung jederzeit – auch ohne Angabe von Gründen – für die Zukunft widerrufen kann.

....
Ort, Datum Unterschrift

Schweigepflichtsentbindung

Adresse der Praxis

....

....

....

Entbindung von der Schweigepflicht durch den jungen Menschen

Ich: ....
Name der sorgeberechtigten Mutter

geboren am: ....

wohnhaft: ....

Ich: ....
Name der sorgeberechtigten Vaters

geboren am: ....

wohnhaft: ....

entbinde Frau / Herrn ....
Name der / des Therapeut:in

von ihrer / seiner Schweigepflicht gegenüber:

....

Name, und / oder Benennung der öffentlichen Stelle, Person, Dienstbezeichnung oder Funktion, z. B. Jugendamt).

Die Entbindung von der Schweigepflicht gilt längstens 6 Monate ab dem Tag der Unterschrift oder – abweichend davon – bis: ....
Datum, oder bis zu einem bestimmten Ergebnis

Ich wurde darauf hingewiesen, dass ich diese Erklärung jederzeit – auch ohne Angabe von Gründen – für die Zukunft widerrufen kann.

....
Ort, Datum Unterschrift

INFO 11 • T K J

Übersicht wichtiger Kontakte

MEDIZINISCHE KINDERSCHUTZHOTLINE 0800 19 210 00	Bei der **Medizinischen Kinderhotline** handelt es sich um ein vom Bundesministerium für Familie, Senioren, Frauen und Jugend eingerichtetes telefonisches Beratungsangebot für Fachkräfte ▶ des Gesundheitswesens (auch Psychotherapeut:innen), ▶ der öffentlichen und freien Träger der Kinder- und Jugendhilfe ▶ der Familiengerichte bei Verdachtsfällen von Kindesmisshandlung, Vernachlässigung und sexuellem Kindesmissbrauch. Die Beratung erfolgt pseudonymisiert. Beratung ist auch nachts und an Wochenenden möglich. https://kinderschutzhotline.de/
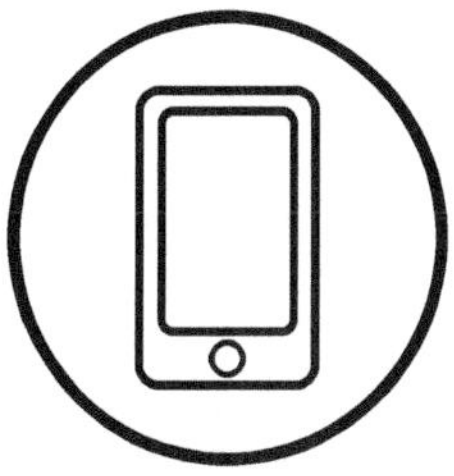	**Hilfe-Telefon Sexueller Missbrauch** ist ein anonymes Beratungs- und Informationsangebot und kann von allen in Anspruch genommen werden, die Entlastung, Beratung oder Unterstützung zum Thema sexueller Missbrauch möchten. Es ist montags, mittwochs und freitags von 9:00 bis 14:00 Uhr sowie dienstags und donnerstags von 15:00 bis 20:00 Uhr bundesweit und kostenfrei erreichbar. Das Hilfe-Telefon Sexueller Missbrauch bietet auch eine Online-Beratung an.
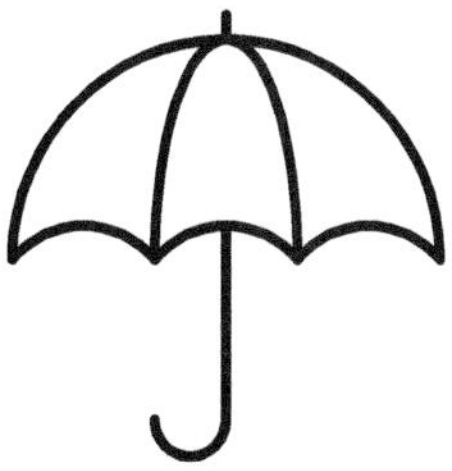	Bei **Kinderschutzambulanzen** handelt es sich um regional oder auf Landesebene organisierte medizinische Einrichtungen oder an Kliniken angeschlossene Einheiten. Sie bieten bei Verdacht auf körperliche, sexualisierte oder seelische Gewalt gegenüber Kindern und Jugendlichen sowie bei Vernachlässigung Diagnostik, Abklärung, Beratung, aber auch rechtsmedizinische körperliche Befunderhebungen an. Kinderschutzambulanzen sind multiprofessionell ausgerichtet. Kontaktdaten der nächstgelegenen Kinderschutzambulanz: ....
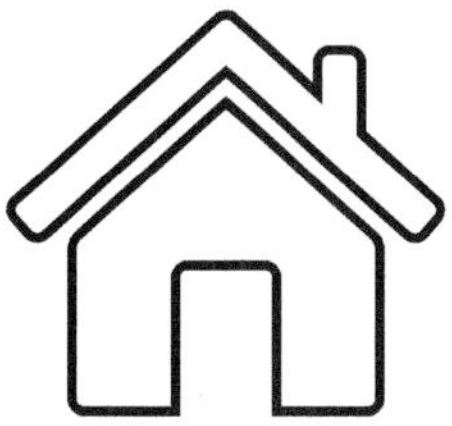	Kontaktdaten des örtlich zuständigen **Jugendamtes** Anschrift des Jugendamtes: Ansprechpartner: ....

Übersicht wichtiger Kontakte

	Kontaktdaten der **ISEF im Jugendamt** Name: .... Telefon: .... E-Mail: ....
Hilfe-Portal Sexueller Missbrauch Hilfe suchen. Hilfe finden	Beim **Hilfe-Portal Sexueller Missbrauch** handelt es sich um eine Plattform für Ratsuchende, die neben telefonischer und Online-Beratung (s. Hilfe-Telefon Sexueller Missbrauch) auch die Suche nach konkreten Beratungs- und Unterstützungsangeboten ermöglicht. https://www.hilfe-portal-missbrauch.de/startseite
Goldkind	Die **Goldkind-Stiftung** bietet Aufklärung und Hilfe für Kinder und Jugendliche in dysfunktionalen Familien, angehörige Erwachsene und Interessierte. Unter anderem können Betroffene in einem Live-Chat mit professionellen Berater:innen sowie via E-Mail Hilfe erhalten. https://goldkind-stiftung.de
Infoseiten	
Nationales Zentrum Frühe Hilfen	Ein in der Trägerschaft der BZgA und des DJI betriebenes Kompetenzzentrum zur Erforschung und Entwicklung von Angeboten der Frühen Hilfen (ab der Schwangerschaft bis zum 3. Lebensjahr). Hier finden sich Informationen und Publikationen zu Fragestellungen des Kinderschutzes. https://www.fruehehilfen.de/
N.I.N.A. Nationale Informations- und Beratungsstelle bei sexualisierter Gewalt in Kindheit und Jugend	**N.I.N.A. (Nationale Infoline, Netzwerk und Anlaufstelle zu sexualisierter Gewalt an Mädchen und Jungen)** ist eine telefonische Anlauf- und Beratungsstelle für Betroffene von sexualisiertem Missbrauch und für Fachkräfte bei Fragen zu sexuellem Missbrauch. Neben der telefonischen Beratung ist auch eine Onlineberatung möglich. https://nina-info.de/

4 Diagnostik

Die Materialien in diesem Kapitel sollen dabei unterstützen, verschiedene diagnostische Einschätzungen vorzunehmen. Dabei verstehen wir Diagnostik als das hypothesengeleitete Sammeln von interventionsrelevanten Informationen im jeweiligen Einzelfall, womit eine fachgerechte Diagnostik eben weit mehr ist als die Zuordnung zu einem bestimmten Symptomcluster, welcher dann in der ICD mit einem spezifischen Namen belegt wird. Über diese klassifikatorische Zuordnung zu einer ICD-Diagnose hinaus muss Diagnostik Problemstrukturen so einzelfallorientiert und differenziert erfassen, wie es für eine erfolgreiche Herausarbeitung von therapeutischen Ansatzpunkten notwendig ist.

Von erheblicher Bedeutung in diesem komplexen Beurteilungsprozess ist sicherlich zunächst die Abklärung, ob denn nun eine Kindeswohlgefährdung vorliegt bzw. deren Entstehung mit großer Wahrscheinlichkeit zu erwarten ist, da dies schon aus rechtlichen Gründen, aber auch in Hinsicht auf eine erfolgreiche Veränderung, zu spezifischen kindeswohlsichernden Interventionen führen muss.

Gleichzeitig sind aber auch die Bedingungen, die Kindeswohlgefährdungen bzw. kindeswohlgefährdendes Verhalten aufrechterhalten, von herausragender Bedeutung. Nur wenn diese Bedingungen erkannt werden, kann ihnen auch fachgerecht entgegengewirkt werden, kann fachlich sinnvoll eingeschätzt werden, an welchen Ansatzpunkten Veränderung bewirkt werden kann.

Beide Aspekte, die Frage nach dem Vorliegen einer Gefährdung und die Frage nach den aufrechterhaltenden Bedingungen dieser Gefährdung, werden in den folgenden Materialien adressiert.

Arbeits- und Informationsmaterialien

INFO 12 Strukturierte Verfahren zur Einschätzung von Kindeswohlgefährdungen
Dieses Informationsblatt gibt Hinweise auf wissenschaftlich evaluierte Einschätzverfahren zu Kindeswohlgefährdungen.

INFO 13 Risiko- und Schutzfaktoren
Hier wird ein Überblick über familiäre und kindbezogene Risiko- und Schutzfaktoren in Verbindung mit Kindeswohlgefährdung gegeben.

AB 8 Checkliste kindeswohl- und entwicklungsgefährdender Aspekte bei Kindern und Jugendlichen
Mit dieser Checkliste sollen die Risikofaktoren bei den Kindern und Jugendlichen erfasst und über eine Auswertung als therapierelevant geprüft werden.

AB 9 Checkliste entwicklungsförderliche Kindheitserlebnisse und Schutzfaktoren bei Kindern und Jugendlichen
Mit dieser Checkliste sollen die Schutzfaktoren bei den Kindern und Jugendlichen erfasst und über eine Auswertung als therapierelevant geprüft werden.

AB 10 Entwicklungsgefährdende und -förderliche Kindheitserlebnisse – Checkliste für Eltern
Hier handelt es sich um einen kurzen Fragebogen für Eltern zu eigenen belastenden Kindheitserlebnissen und eine Auswertungsmöglichkeit hinsichtlich einer möglichen Therapierelevanz.

INFO 14 Funktionale Analyse elterlicher Kindeswohlgefährdung
In diesem Informationsblatt wird die Möglichkeit der Anwendung der funktionalen Bedingungsanalyse im Zusammenhang mit Kindeswohlgefährdungen dargestellt.

AB 11 Funktionale Analyse elterlicher Kindeswohlgefährdung
Mit diesem Arbeitsblatt kann eine funktionale Bedingungsanalyse durchgeführt werden.

AB 12 Diagnostische Checklisten für Bindungsstörungen
Die Checkliste ermöglicht eine schnelle Überprüfung der diagnostischen Kriterien der reaktiven Bindungsstörung bzw. der Bindungsstörung mit Enthemmung.

AB 13 Interview- und Beobachtungsbogen zur Erziehungsfähigkeit
Dieses Arbeitsblatt ermöglicht in Form eines Interviews bzw. von Beobachtungen die Erfassung unterschiedlicher Aspekte der Erziehungsfähigkeit und ermöglicht eine Gesamteinschätzung.

INFO 15 Das Schweigen der Kinder – Gesprächsführung bei Verdacht auf Kindeswohlgefährdung
Insbesondere in der Arbeit mit Kindern / Jugendlichen, die Kindeswohlgefährdungen erfahren haben, ist die Kommunikation oft geprägt von Schweigen, Leugnen und Bagatellisieren. Dieses Informationsblatt vermittelt Verständnis für diese Dynamik und Strategien des Umgangs mit solchen Situationen.

INFO 16 Psychische Grundbedürfnisse
Dieses Informationsblatt gibt einen Überblick über das Konzept der psychologischen Grundbedürfnisse und die Relevanz im Zusammenhang mit Kindeswohlgefährdungen.

Strukturierte Verfahren zur Einschätzung von Kindeswohlgefährdungen

Zur Einschätzung von Kindeswohlgefährdungen liegen im deutschsprachigen Raum keine Verfahren vor, die ähnlich wie psychologische Testverfahren etwa durch das Erreichen eines spezifizierten Cut-off-Wertes das Vorliegen einer Kindeswohlgefährdung absichern. Dennoch liegt eine Fülle von Frage- und Befundbögen vor, mit deren Bearbeitung eine genauere Einschätzung einer möglichen Kindeswohlgefährdung möglich ist. Häufig handelt es sich um vor dem Hintergrund von Praxiserfahrungen regional von Jugendämtern oder anderen beteiligten Institutionen entwickelte Verfahren, die allerdings nicht im wissenschaftlichen Sinne evaluiert wurden.

Stuttgarter Kinderschutzbogen. Als spezifisch auf das Kindeswohl ausgerichtetes Verfahren, das eigens auch wissenschaftlich überprüft wurde, kann im deutschsprachigen Raum vor allem der *Stuttgarter Kinderschutzbogen* (https://www.stuttgart.de/medien/ibs/orientierungskatalog-kinderschutzdiagnostik-ankerbeispiele.pdf) gelten. Dabei handelt es sich um ein strukturiertes Diagnoseinstrument zur Gefährdungseinschätzung nach § 8a SGB VIII, das in den Jugendämtern Stuttgart und Düsseldorf entwickelt wurde. Es enthält Module zu Meldung, Familienkonstellation, Erscheinungsbild, Interaktion, Grundversorgung, Sicherheitseinschätzung, Risikofaktoren u. a. Der Bogen wurde durch das Deutsche Jugendinstitut (DJI) evaluiert (Strobel et al., 2008). Die Evaluation bestätigt eine gute Abdeckung relevanter Einschätzungskriterien und eine gelungene Bewertungssystematik.

Eltern-Belastungs-Screening zur Kindeswohlgefährdung (EBSK). Ein weiteres empirisch überprüftes Verfahren, das im Kontext von Kindeswohlgefährdungen relevant ist, ist das *Eltern-Belastungs-Screening zur Kindeswohlgefährdung (EBSK;* Deegener et al., 2009). Hierbei handelt es sich um einen international sehr umfangreich überprüften Fragebogen in seiner für den deutschsprachigen Raum überarbeiteten (und erneut überprüften) Fassung. Der Fragebogen umfasst 63 Fragen, die das Belastungsniveau von Eltern als Indikator für eine Risikogefährdung durch Misshandlung oder Vernachlässigung erfassen sollen. In der empirischen Überprüfung wurde deutlich, dass das Verfahren sehr gut eine Risikogruppe abgrenzen kann, selbstverständlich aber allein auch keine Kindeswohlgefährdung »feststellen« kann (vgl. Eichler, 2011).

Sozialpädagogische Diagnosetabelle. Schließlich ist hier noch die *Sozialpädagogische Diagnosetabelle* des Bayerischen Landesjugendamtes (2013) zu erwähnen. Dieses Verfahren zentriert nicht ausschließlich auf Kindeswohlgefährdung, sondern zielt auch generell auf die Ermittlung eines sozialpädagogischen Hilfebedarfs ab. Über die Einschätzung von Risiko- und Schutzfaktoren, die sehr hilfreich mit altersspezifischen Konkretisierungsbeispielen beschrieben werden, kann eine spezifischere Einschätzung von Hilfebedarf und Kindeswohlgefährdung erfolgen. Das Verfahren wurde – für die Jugendhilfeforschung ungewöhnlich genug – aufwändig einer Untersuchung mit Kontrollgruppendesign unterzogen, wobei sich zeigte, dass Hilfeentscheidungen mit Rückgriff auf diese Tabelle insgesamt häufiger hilfreich sind als Entscheidungen, die ohne diese Methode getroffen wurden (Macsenaere et al., o. J.).

Hinweis. In Kapitel 3 »Vorgehen bei einer Meldung von Kindeswohlgefährdungen« findet sich das **AB 2** »Checkliste gewichtete Anhaltspunkte für eine Kindeswohlgefährdung«. Dieses Arbeitsblatt kann hier auch verwendet werden.

Risiko- und Schutzfaktoren

Bei der Bewertung und Einschätzung von Kindeswohlgefährdungen sowie der Entwicklung und Durchführung therapeutischer Strategien sind Kontextfaktoren im Sinne von Risiko- und Schutzfaktoren besonders zu berücksichtigen. Dabei generieren einzelne Faktoren selten ein erhöhtes Gefährdungsrisiko, es ist meist eine Kumulation von Risikofaktoren bzw. die Kovariation von Faktoren (z. B. eine abweichende Elternsituation und soziale Isolation). Eine Zielsetzung therapeutischen Handelns sollte die Stärkung von Schutzfaktoren sein.

Aus der Literatur lassen sich folgende Risiko- und Schutzfaktoren zusammenfassen (z. B. Bender & Lösel, 2005; Chu et al., 2011):

Risikofaktoren / entwicklungsgefährdende Faktoren bei den Eltern

- eine psychische Erkrankung eines oder beider Elternteile, Drogen- und Alkoholmissbrauch
- abweichende Familiensituation (neue Familienkonstellation, alleinerziehend …)
- mangelndes Wissen über die Entwicklung von Kindern und die Bedürfnisse von Kindern
- erhöhte Erregbarkeit, geringe Frustrationstoleranz, verminderte Emotionsregulation
- Überforderungen, Elternkonflikte
- Gewalt in der Ursprungsfamilie, eigene Missbrauchs- oder Misshandlungserfahrungen in der Familie
- Qualität der Eltern-Kind-Beziehung, negative Attribution gegenüber dem Kind, hohe und rigide Erwartungen an das Kind
- dysfunktionale Erziehungspraktiken wie körperliche Strafen
- negatives Selbstkonzept
- soziale Isolation
- familiäre Desorganisation, konflikthafte und leidvolle Trennung, häusliche und partnerschaftliche Gewalt

Risikofaktoren / entwicklungsgefährdende Faktoren bei den Kindern

- junges Alter der Kinder
- Regulationsproblematiken (»Schrei- und Spei-Kinder«, fehlender Schlaf-Wach-Rhythmus)
- besondere Bedürfnisse mit erhöhtem Pflegeaufwand (z. B. Behinderungen, psychische und chronische Erkrankungen)
- schwieriges Temperament (z. B. Impulsivität)
- psychische Störungen / Verhaltensauffälligkeiten, v. a. expansive Störungen oder Entwicklungsstörungen
- ungewollte / unerwünschte Kinder
- Kinder, die die Erwartungen der Eltern nicht erfüllen

Risiko- und Schutzfaktoren

Schutzfaktoren / entwicklungsfördernde Faktoren

- Gestaltung einer sicheren und positiven Beziehung
- emotionale Unterstützung des Kindes; Möglichkeit, in der Familie über Gefühle sprechen zu können; Gefühl, dass die Familie auch in schwierigen Zeiten hinter dem Kind steht
- Befriedigung elementarer Bedürfnisse (Nahrung, Schutz, Erziehung und Gesundheit)
- sichere sozioökonomische Rahmenbedingungen (sicheres und auskömmliches Beschäftigungsverhältnis); Teilnahme an kulturellen Traditionen
- Unterstützungsnetzwerke und stabile soziale Beziehungen; mindestens einen guten Freund / eine gute Freundin; Freund:innen in der Schule; mindestens eine nicht-elterliche erwachsene Person mit ehrlichem Interesse an der Person und deren Entwicklung
- Interesse an der kindlichen Entwicklung, elterliche Präsenz und Monitoring (Wissen über die sozialen Bezüge der Kinder, über die Freizeitaktivitäten und die Aufenthaltsorte der Kinder)
- positive erzieherische Rollenmodelle im Umfeld
- stabiler Selbstwert und Selbstakzeptanz des Kindes
- vorhersagbare häusliche Routinen

Die Diagnostik dieser entwicklungsfördernden oder entwicklungsgefährdenden Kindheitserlebnisse kann sowohl im Blick auf die Kinder und Jugendlichen als auch in der Arbeit mit Eltern verwendet werden.

Entwicklungsgefährdende und entwicklungsförderliche Kindheitserlebnisse mit Fokus auf die Kinder

Dieser Blick bietet sowohl die Möglichkeit, eine Risikoabschätzung als auch eine Abschätzung der Schutzfaktoren für das Kind in der aktuellen Lebenssituation vorzunehmen. Hieraus können im Sinne der Reduktion entwicklungsgefährdender Faktoren und des Aufbaus von Schutzfaktoren Hinweise für die therapeutische Arbeit abgeleitet werden.

Entwicklungsgefährdende und entwicklungsförderliche Kindheitserlebnisse mit Fokus auf die Elternarbeit

Die Reflexion entwicklungsgefährdender und entwicklungsfördernder Aspekte ihrer eigenen Kindheit mit den Eltern eröffnet diesen unter Umständen die Möglichkeit, die Bedürfnisse des eigenen Kindes besser zu sehen und im Sinne eines Aufbaus von Schutzfaktoren kindeswohlgefährdende Aspekte zu reduzieren.

Checkliste kindeswohl- und entwicklungsgefährdender Aspekte bei Kindern und Jugendlichen

Name: .... Geburtsdatum: ....

Ausgefüllt von: .... Datum: ....

Welche Ereignisse erlebt das Kind oder der / die Jugendliche im Moment im häuslichen Umfeld?

- ☐ **Emotionale Misshandlung:** häufige Beschimpfungen, Beschuldigungen, Demütigungen, Niedermachen, Androhen von körperlicher Gewalt
- ☐ **Körperliche Misshandlung:** Stoßen, Schlagen, Werfen von Gegenständen nach dem Kind / Jugendlichen, Verletzungen oder sichtbare körperliche Anzeichen als Folge dieser Handlungen
- ☐ **Sexueller Missbrauch:** Versuche, das Kind in sexueller Weise anzufassen (nicht gemeint sind Spiele bei jüngeren Kindern), Versuche, das Kind dazu zu bringen, jemand anderen sexuell zu befriedigen, Versuch oder Vollzug von oralem, analem oder vaginalem Sexualverkehr
- ☐ **Emotionale Vernachlässigung:** Gefühl, nicht geliebt zu werden und / oder für die anderen Familienmitglieder nicht wichtig oder besonders zu sein, keine emotionale Unterstützung oder kein Kümmern, die Familie hat keine Nähe untereinander
- ☐ **Körperliche Vernachlässigung:** keine ausreichende Versorgung durch Nahrung, unangemessene oder schmutzige Kleidung, kein Schutz vor realen Gefahren, keine ausreichende medizinische
- ☐ **Versorgung:** Beeinträchtigung der Versorgung durch Eltern, die dazu aufgrund von psychischen Erkrankungen oder anderen Beeinträchtigungen (Sucht, Substanzmissbrauch, Intelligenzeinschränkungen) nicht in der Lage sind
- ☐ **Trennung** oder Scheidung der Eltern, jetzt oder in der Vergangenheit
- ☐ **Häusliche Gewalt** gegenüber einem im Haushalt lebenden Elternteil (auch Stief- / Pflegeeltern):
- ☐ **Körperliche Gewalt**, Schubsen, Stoßen, Schlagen, Werfen von Gegenständen, Treten, Beißen, Gewalt durch das Benutzen von Gegenständen und Waffen, mehrfaches Schlagen oder Schlagen für einige Minuten, Bedrohungen mit Gegenständen, Messern oder anderen Waffen
- ☐ **Alkohol- oder Drogenmissbrauch**, Substanzabhängigkeit einer im Haushalt lebenden Person
- ☐ **Psychische Erkrankung** eines engeren Familienmitgliedes, Suizidversuch eines Familienmitgliedes
- ☐ **Inhaftierung** eines engeren Familienmitgliedes

Zusätzliche entwicklungsgefährdende Erlebnisse

- ☐ **Chaotische häusliche Umstände:** familiäre Konflikte, viele und lautstarke Streitereien, Unordnung, Messie-Verhalten, viele wechselnde Personen, die sich innerhalb der Familie aufhalten, schlechte hygienische Zustände, beengte Wohnverhältnisse, kein eigener Platz für das Kind
- ☐ **Erfahrungen, die die Sicherheit des häuslichen Lebensumfelds bedrohen:** Gewalt in der Nachbarschaft bis hin zu Beobachten von Gewalterlebnissen, Einbrüche oder Vandalismus im eigenen Wohnumfeld, Naturkatastrophen, Diskriminierung
- ☐ **Ereignisse, die die Lebensgrundlage der Familie bedrohen:** Arbeitslosigkeit oder drohende Arbeitslosigkeit, finanzielle Schwierigkeiten, Armut, Obdachlosigkeit
- ☐ **Ereignisse, die die psychische Stabilität der Eltern und Erziehungsfähigkeit beeinträchtigen:** Erkrankungen der Eltern und / oder eines Geschwisterkindes, Schicksalsschläge im familiären Umfeld

Checkliste kindeswohl- und entwicklungsgefährdender Aspekte bei Kindern und Jugendlichen

- ☐ **Belastende Lebenserfahrungen für das Kind:** Mobbing-Erfahrung durch Gleichaltrige, keine guten Freunde oder Freundinnen, schlechte Schulnoten, Sitzenbleiben, Verlust von wichtigen Personen durch Unfälle oder Erkrankungen, eigene Erkrankungen oder Unfälle, Trennungen von der Familie, Sorge um ein anderes Familienmitglied
- ☐ **Wenig familiäre Unterstützung** durch das Lebensumfeld durch familiäre Isolation

Checkliste zur Risikoeinschätzung bei Kindern und Jugendlichen – Auswertung

Welche Gefährdungen sehe ich vor allem für das Kind bzw. den / die Jugendliche:n?

....

....

....

....

....

In welchen Bereichen kann ich im Rahmen meiner Möglichkeiten das Kind bzw. die / den Jugendliche:n unterstützen?

....

....

....

....

....

Was nehme ich mir für die Therapie vor?

....

....

....

....

....

Checkliste entwicklungsförderliche Kindheitserlebnisse und Schutzfaktoren bei Kindern und Jugendlichen

Name: .... Geburtsdatum: ....

Ausgefüllt von: .... Datum: ....

Wie ist die Lebenssituation des Kindes aktuell?

- ☐ Das Kind hat die Möglichkeit, mit seiner Familie über Gefühle sprechen zu können.
- ☐ Das Kind hat das Gefühl, dass seine Familie auch in schwierigen Zeiten hinter ihm steht.
- ☐ Das Kind erlebt die Teilnahme an kulturellen Traditionen als positiv.
- ☐ Das Kind hat ein Gefühl der Zugehörigkeit zur eigenen Schule und erlebt dort Freude.
- ☐ Das Kind hat das Gefühl, von Freund:innen Unterstützung zu bekommen.
- ☐ Das Kind hat mindestens eine erwachsene Person außerhalb der Kernfamilie, die ehrlich an der Person des Kindes und deren Entwicklung (aus der erweiterten Familie, Nachbar:innen, Lehrer:innen, Jugendgruppenleiter:innen etc.) interessiert ist und / oder die Unterstützung und Trost anbietet.
- ☐ Das Kind hat das Gefühl der Sicherheit und des Schutzes durch mindestens einen Erwachsenen zu Hause.
- ☐ Das Kind verfügt über Glauben oder Glaubenssätze, die ihm Trost geben.
- ☐ Das Kind hat Möglichkeiten, Spaß zu haben.
- ☐ Das Kind mag sich selbst oder fühlt sich mit sich selbst wohl.
- ☐ Das Kind erlebt vorhersagbare häusliche Routinen, z. B. regelmäßige Mahlzeiten und Bettgehzeiten.

Checkliste entwicklungsförderliche Kindheitserlebnisse und Schutzfaktoren bei Kindern und Jugendlichen

Checkliste zu entwicklungsförderliche Kindheitserlebnisse – Auswertung

Welche Schutzfaktoren sehe ich für das Kind bzw. den / die Jugendliche:n?

....

....

....

....

....

In welchen Bereichen kann ich im Rahmen meiner Möglichkeiten das Kind bzw. den / die Jugendliche:n unterstützen, diese auszubauen oder neue zu entwickeln?

....

....

....

....

....

Was nehme ich mir für die Therapie vor?

....

....

....

....

....

Entwicklungsgefährdende und -förderliche Kindheitserlebnisse – Checkliste für Eltern

Auch Eltern haben manchmal selbst schwierige Kindheitserlebnisse erfahren und aushalten müssen oder hatten mehr oder weniger günstige Entwicklungsbedingungen. Vielleicht geht es Ihnen genauso. Manchmal haben solche Erlebnisse noch heute Auswirkungen auf das Leben im Erwachsenenalter und auch auf unser Erziehungsverhalten. Je mehr solcher Ereignisse wir erlebt haben, umso höher ist das Risiko für Beeinträchtigungen des Denkens, der Psyche und auch der körperlichen Gesundheit im späteren Leben.

Name: .... Geburtsdatum: ....

Welche dieser Ereignisse haben Sie vor dem 18. Geburtstag erlebt?

☐ Hat Sie ein Elternteil oder ein anderer Erwachsener im Haushalt oft oder sehr oft beschimpft, beschuldigt, niedergemacht oder gedemütigt *oder* so gehandelt, dass Sie Angst hatten, körperlich verletzt zu werden?

☐ Hat Sie ein Elternteil oder ein anderer Erwachsener im Haushalt oft oder sehr oft hart angepackt, geschlagen oder etwas nach Ihnen geworfen *oder* so hart zugeschlagen, dass Sie Spuren davongetragen haben oder verletzt wurden?

☐ Hat ein Erwachsener oder eine Person, die mindestens 5 Jahre älter war als Sie, Sie angefasst oder begrapscht oder Sie dazu gebracht, den Körper in sexueller Weise anzufassen *oder* hat oraler, analer oder vaginaler Sexualverkehr stattgefunden bzw. wurde dies versucht?

☐ Haben Sie sich oft oder sehr oft so gefühlt, als ob Sie niemand in Ihrer Familie liebt oder denkt, Sie wären wichtig oder besonders *oder* Ihre Familienmitglieder haben sich nicht umeinander gekümmert, hatten keine Nähe zueinander oder haben sich nicht gegenseitig unterstützt?

☐ Haben Sie sich oft oder sehr oft so gefühlt, als hätten Sie nicht genügend zu essen, als müssten Sie schmutzige Kleidung tragen oder hatten Sie niemanden, der Sie beschützte *oder* Ihre Eltern waren zu betrunken oder zu high, um sich um Sie zu kümmern oder um Sie zu einem Arzt zu bringen, wenn es erforderlich war?

☐ Waren Ihre Eltern jemals getrennt voneinander oder geschieden?

☐ Wurde Ihre Mutter oder Stiefmutter oft oder sehr oft geschubst, hart angepackt, geschlagen oder wurde sie mit etwas beworfen oder getreten, gebissen, mit der Faust oder mit einem harten Gegenstand geschlagen oder mehrfach für einige Minuten geschlagen oder mit einem Messer oder einer Schusswaffe bedroht?

☐ Haben Sie bei jemandem gewohnt, der Alkoholprobleme hatte, alkoholabhängig war oder andere Drogen missbraucht hat?

☐ War ein Familienmitglied depressiv oder psychisch krank oder hat ein Familienmitglied einen Suizidversuch unternommen?

☐ War ein Familienmitglied im Gefängnis?

Entwicklungsgefährdende und -förderliche Kindheitserlebnisse – Checkliste für Eltern

Welche dieser Ereignisse haben Sie vor dem 18. Geburtstag erlebt?

- ☐ Hatten Sie die Möglichkeit, mit Ihrer Familie über Ihre Gefühle zu sprechen?
- ☐ Hatten Sie das Gefühl, dass Ihre Familie auch in schwierigen Zeiten hinter Ihnen steht?
- ☐ Hatten Sie die Teilnahme an kulturellen Traditionen als positiv erlebt?
- ☐ Hatten Sie ein Gefühl der Zugehörigkeit zur eigenen Schule und hatten Sie dort Freude erlebt?
- ☐ Hatten Sie das Gefühl, enge Freundinnen zu haben oder von Freunden Unterstützung zu bekommen?
- ☐ Hatten Sie mindestens eine erwachsene Person außerhalb der Kernfamilie mit ehrlichem Interesse an Ihrer Person und Ihrer Entwicklung (aus der erweiterten Familie, Nachbarn, Lehrerinnen, Jugendgruppenleiter etc.) und / oder die Ihnen Unterstützung und Trost angeboten hat?
- ☐ Hatten Sie ein Gefühl der Sicherheit und des Schutzes durch mindestens einen Erwachsenen zu Hause?
- ☐ Hatten Sie einen Glauben oder Glaubenssätze, die Ihnen Trost gegeben haben?
- ☐ Hatten Sie Möglichkeiten, Spaß zu haben?
- ☐ Mochten Sie sich selbst oder haben Sie sich mit sich selbst wohlgefühlt?
- ☐ Hatten Sie vorhersagbare häusliche Routinen, z. B. regelmäßige Mahlzeiten und Bettgehzeiten?

Entwicklungsgefährdende Kindheitserlebnisse – Checkliste mit den Eltern Auswertung

Wenn ich diese Ereignisse anschaue: Welche beeinflussen mich noch heute? Wie?

....

....

....

....

Welche Stärken habe ich durch das Aushalten dieser Lebensereignisse gewonnen, die ich heute nutze oder nutzen könnte?

....

....

....

....

Entwicklungsgefährdende und -förderliche Kindheitserlebnisse – Checkliste für Eltern

Beeinflussen diese Ereignisse meine Erziehungshaltung, meine Erziehungsfähigkeiten, meine Beziehung zu meinem Kind?

....

....

....

....

Gibt es etwas, das ich mir vornehmen will, um bei meinem Kind für bessere Lebensbedingungen zu sorgen als die, die ich erfahren habe?

....

....

....

....

Funktionale Analyse elterlicher Kindeswohlgefährdung

Schon lange nutzen Verhaltenstherapeut:innen eine funktionale Verhaltensanalyse, um die Zusammenhänge zwischen problematischem Verhalten einerseits und Persönlichkeits- und Situationsvariablen andererseits zu erfassen. Eine solche Verhaltensanalyse ermöglicht es nicht nur, Verhaltensweisen besser zu verstehen, sondern auch Bedingungen für Veränderung erfassen zu können. Im Kontext des Themas Kindeswohlgefährdung wurde auf dieses Tool bislang kaum zurückgegriffen, wenngleich die Umsetzung einer solchen funktionalen Verhaltensanalyse in der Jugendhilfe und der Familienberatung bereits beschrieben wurde (Borg-Laufs, 2020; Borg-Laufs et al., 2025). Damit auch Kolleg:innen, die keine verhaltensorientierte Aus- oder Weiterbildung absolviert haben, mit diesem Hilfsmittel arbeiten können, müssen einige Grundbegriffe im Folgenden erklärt werden (vgl. ausführlicher Borg-Laufs, 2020).

Im Rahmen einer funktionalen Verhaltensanalyse werden die dem Verhalten vorausgehenden Stimuli (S) näher betrachtet, ebenso die in der Person wurzelnden situationsübergreifenden wichtigen Dispositionen (Organismusvariable, O). Das Verhalten (Reaktion, R) wird dezidiert beschrieben und es wird herausgearbeitet, mit welcher Regelmäßigkeit (Kontingenz, K) dieses Verhalten zu welchen Konsequenzen (C) führt. Im Einzelnen noch einmal erläutert:

Problemverhalten. Als Erstes wird das Problemverhalten (Reaktion, R) genau beschrieben, in unserem Falle das kindeswohlgefährdende Verhalten der Eltern. Dazu gehört nicht nur das motorische Verhalten (z. B. das Schlagen eines Kindes), sondern auch die begleitenden Kognitionen (Was geht dem schlagenden Elternteil in der Situation durch den Kopf?), der Erregungszustand der Betroffenen (handelt es sich z. B. um »kalte« Aggression, die ohne Erregung ausgeführt wird, oder um eine »heiße«, in hoher Erregung durchgeführte Handlung) und das begleitende Gefühl (z. B. Hilflosigkeit oder Wut). Diagnostisch wichtig ist, all diese Informationen in einer Befragung zu erheben. Unsere bloßen Annahmen, z. B. über die Gedanken der Eltern, sind hier nicht ausschlaggebend, sondern das, was wir tatsächlich im Gespräch erfahren.

Stimulus. Im zweiten Schritt wird geschaut, was dem kindeswohlgefährdenden Verhalten unmittelbar vorausging.

Als Stimulus werden dem Verhalten unmittelbar vorangehende Reize betrachtet. Das können interne Stimuli, wie etwa selbstabwertende Gedanken oder eine innere Unruhe sein, oder äußere Ereignisse, wie etwa, dass das Kind eine Aufforderung nicht befolgt. Wichtig ist, genau zu erfassen, was in der jeweiligen Situation, in der das kindeswohlgefährdende Verhalten auftritt, vorliegt.

Organismusvariable. Dann gibt es überdauernde Dispositionen innerhalb einer Person, die sogenannte Organismusvariable. Hier geht es z. B. um überdauernde Glaubenssätze (etwa »Ich bin nichts wert« oder auch Überzeugungen wie »Kinder benötigen eine harte Hand«) oder um ständig vorhandene Dispositionen wie eine Übererregtheit. Es ist wichtig, solche Dispositionen bei den kindeswohlgefährdenden Eltern zu erkennen und zu berücksichtigen.

Funktionale Analyse elterlicher Kindeswohlgefährdung

Konsequenzen. Lerntheoretisch besonders relevant ist, welche Konsequenzen dem Verhalten folgen. Wir wissen, dass langfristige Verhaltenskonsequenzen kaum wirksam sind. Stattdessen wird unser Verhalten i. d. R. durch Konsequenzen beeinflusst, die unmittelbar, also sofort nach dem zu analysierenden Verhalten eintreten. Zum Beispiel kann das Schlagen des Kindes sofort in dem Sinne »belohnt« werden, dass das Kind sich nun fügt, während ein eventuelles »schlechtes Gewissen« deutlich später folgt. Wirksam ist dann die schnelle Belohnung (dass das Kind gehorcht), während die langfristige »Bestrafung« (das schlechte Gewissen) das Verhalten kaum beeinflusst.

Kontingenz. Schließlich ist noch wichtig, wie regelmäßig diese Konsequenz erfolgt (Kontingenz). Insbesondere wenn das Verhalten – wie etwa bei einem Glücksspiel – unvorhersehbar und unregelmäßig belohnt wird (dies nennt man intermittierende Verstärkung), ist es besonders schwer veränderbar. Wenn ein Verhalten hingegen kontinuierlich belohnt wird, kann es schneller wieder verlernt werden.

Eine solche funktionale Analyse des Verhaltens erfordert eine sorgfältige Erfragung aller Zusammenhänge. Als Ergebnis dieser Mühen können aber konkrete Interventionsmöglichkeiten und valide Prognosen für Veränderungsmöglichkeiten entwickelt werden. Wir wollen dies am nachfolgenden Beispiel einmal darstellen.

Fallbeispiel Frau B.
Sie haben erfahren, dass Frau B. ihren Sohn Julian regelmäßig schlägt. Sie ist dabei wütend und sehr aufgeregt. Auf Nachfrage berichtet sie, dass ihr in dieser Situation der Gedanke »Das kann ich mir nicht bieten lassen!« durch den Kopf schießt. Somit ist das Verhalten der Mutter im lerntheoretischen Sinne erfasst (Reaktion). Auslöser dieser Schläge ist in aller Regel, dass Julian einer Aufforderung seiner Mutter nicht folgt (Stimulus). In den ausführlichen Gesprächen mit der Mutter konnten Sie auch relevante überdauernde Dispositionen (Organismusvariable) herausarbeiten: So weist sie eine niedrige Frustrationstoleranz auf, hat ein negatives Selbstkonzept und rigide Vorstellungen über angemessenes kindliches Verhalten. Wenn sie ihren Sohn schlägt, befolgt dieser häufig (aber nicht immer) ihre Aufforderung. Dies reduziert die Inkongruenz zwischen ihren Vorstellungen angemessenen kindlichen Verhaltens und dem tatsächlich gezeigten Verhalten ihres Kindes (es »funktioniert« wieder so, wie es aus ihrer Sicht sein sollte). Sie vermeidet dadurch eine weitere Selbstwertreduktion, denn das Nichthören ihres Sohnes ist für sie auch ein Zeichen, dass sie als Mutter versagt. Durch das Ausagieren wird ihre hohe Erregung verringert. Langfristig leidet sie unter einem schlechten Gewissen.

Funktionale Analyse elterlicher Kindeswohlgefährdung

Diese Zusammenhänge können nun folgendermaßen dargestellt werden (Abbildung in Anlehnung an Dittrich & Borg-Laufs, 2011):

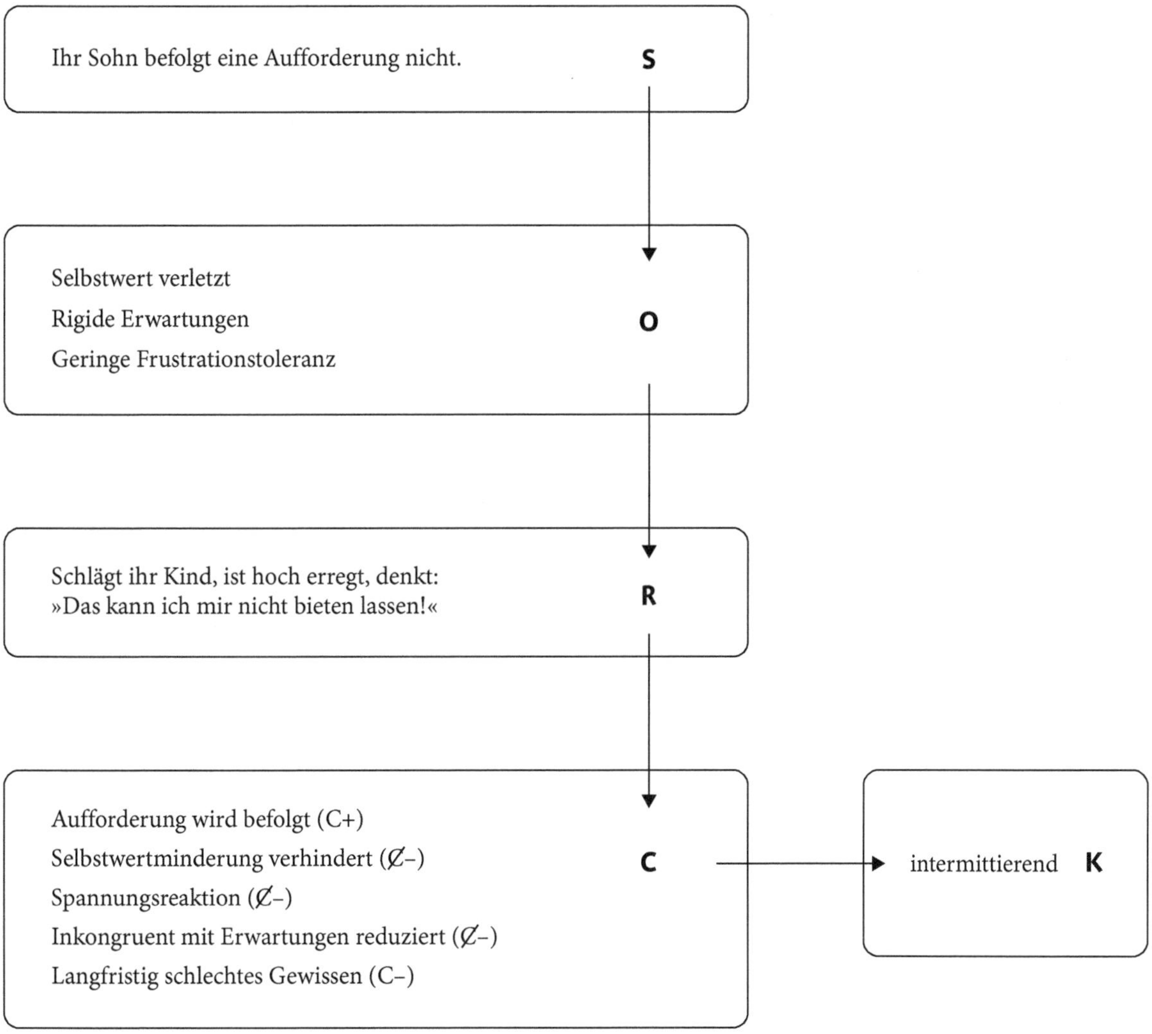

Funktionale Analyse (Beispiel nach Dittrich & Borg-Laufs, 2011)

Anmerkung: Ein C+ kennzeichnet einen sogenannten »positiven Verstärker«, also etwas, was ein Verhalten belohnt und aufrechterhält. Ein durchgestrichenes C– kennzeichnet einen »negativen Verstärker«. Auch diese Verstärker halten das vorausgehende Verhalten aufrecht. Sie sind dadurch gekennzeichnet, dass etwas Unangenehmes nicht eintritt oder verschwindet. Ein C– hingegen ist eine als unangenehm empfundene Konsequenz. Aber da das schlechte Gewissen erst mit Verzögerung aufkommt, ist es nicht verhaltenswirksam.

Wir können nun diese funktionale Analyse Schritt für Schritt betrachten. Sie zeigt uns, wodurch das kindeswohlgefährdende Verhalten der Mutter aufrechterhalten wird – und was sich ändern muss, damit sie ihr Verhalten ändern kann.

Funktionale Analyse elterlicher Kindeswohlgefährdung

- *Stimulus:* Der Stimulus kann und soll sich nicht ändern. Es ist völlig angemessen, dass ein Kind nicht immer den Aufforderungen eines Elternteils folgt.
- *Organismusvariable:* Die inneren Dispositionen von Frau B. sind problematisch, denn sie stehen in Zusammenhang mit den »Belohnungen«, die ihrem unerwünschten Verhalten folgen. Ihr verletzter Selbstwert führt dazu, dass jeder Widerspruch ihres Sohnes von ihr als weitere Gefährdung ihres Selbstwertes erlebt wird, durch ihr Handeln schützt sie sich vor einer weiteren scheinbaren Selbstwertverletzung. Wenn diese »Belohnung« unwirksam werden soll, dann muss an ihrem Selbstwert gearbeitet werden, ihr Selbstwert gestärkt werden. Ihre rigiden Vorstellungen über Gehorsamkeit von Kindern sollten ebenfalls kognitiv bearbeitet und verändert werden, denn solange sie Gehorsam für »normales« Kindesverhalten hält, wird sie Widerspruch ihres Sohnes als Inkongruenz erleben, die sie nicht integrieren kann. Ihre auch in anderen Situationen sichtbare geringe Frustrationstoleranz kann mit ihrem niedrigen Selbstwert zusammenhängen. Möglicherweise lässt sich diese Disposition mit einer Erhöhung ihres Selbstwertes verändern. Der in der Problemsituation vorherrschende Gedanke »Das lasse ich mir nicht bieten« ist ebenfalls über ihren niedrigen Selbstwert erklärbar. Möglicherweise ändern sich diese Gedanken mit einer Selbstwerterhöhung, aber möglicherweise kann auch therapeutisch mit ihr direkt daran gearbeitet werden, andere Bewertungen des Verhaltens ihres Sohnes zu erarbeiten, etwa »Manchmal sind Kinder halt so, das ist nichts Besonderes«.
- *Konsequenzen:* Dass ein Kind, welches geschlagen wird, häufig dann die Aufforderungen der Eltern befolgt, können wir nicht ändern, es ist gut nachvollziehbares Verhalten des Kindes. Das bedeutet aber, dass dieser Verstärker nur hinsichtlich seiner Bedeutung verändert werden kann. Also dadurch, dass Frau B. dieses »folgsame« Verhalten nicht mehr positiv bewertet. Wichtig zu verstehen ist, dass die Verstärkung ihres Verhaltens durch verhinderte Selbstwertverletzungen und Inkongruenzreduktion entfällt, wenn es gelingt, die entsprechenden Organismusvariablen zu ändern. Schließlich kann auch die Erregungsreduktion nur dann ein wirksamer Verstärker sein, wenn vorher ein ungewollter Erregungszustand vorhanden war. Wenn es Frau B. gelingen kann, das Verhalten ihres Sohnes durch Neubewertung gelassener zu sehen, sie gar nicht mehr in Hocherregung gerät, ist dieser Verstärker nicht mehr vorhanden. Möglicherweise wäre hier auch hilfreich, wenn Frau B. insgesamt – etwa in einer Psychotherapie – eine größere Ruhe und bessere Affektregulation erlernen würde.

Aus dieser Zusammenschau wird klar, dass das Verhalten von Frau B. sich nicht »einfach so« ändern wird, wenn etwa etwas Zeit ins Land gegangen ist. Manchmal scheinen Entscheidungen von einer solchen Vorstellung irgendwie automatischer Veränderung geprägt zu sein, wenn etwa Kinder nach einiger Zeit der Fremdunterbringung wieder in das häusliche Umfeld zurückkommen – ohne dass an den das Kindeswohl gefährdenden, aufrechterhaltenen Bedingungen gearbeitet wurde. Im vorliegenden Fall wäre also für eine Veränderung notwendig:

- eine Erziehungsberatung, die unangemessene Erwartungen an kindliches Wohlverhalten verändert
- eine intensive Beratung oder Psychotherapie, in der die Selbstwertprobleme von Frau B. verringert werden, ihre automatischen Kognitionen bearbeitet werden und an ihrer Grunderregung und ihrer Affektregulation (vgl. auch **INFO 24** und **AB 31–35**) gearbeitet wird

In der Prognose wäre daher zu berücksichtigen, ob Frau B. für so eine intensive Bearbeitung ihrer persönlichen Probleme aufgeschlossen ist. Da dies die aufrechterhaltenden Bedingungen für ihr kindeswohlgefährdendes Verhalten sind, ist mit einer Veränderung dieses Verhaltens ohne Veränderung dieser Bedingungen nicht zu rechnen.

Funktionale Analyse elterlicher Kindeswohlgefährdung

Um eine stimmige funktionale Verhaltensanalyse (s. **INFO 14** »Funktionale Analyse elterlicher Kindeswohlgefährdung«) zu erstellen, ist es notwendig, durch entsprechende Fragen in intensiven Gesprächen die Bedingungen für das kindeswohlgefährdende Verhalten von Eltern zu erfragen. Die relevanten Ergebnisse dieser Befragung können nachfolgend eingetragen werden.

Was ist das kindeswohlgefährdende Verhalten des Elternteiles (motorisch, kognitiv, emotional, physiologisch)?
Was tut der Elternteil?

....

....

Was geht ihm oder ihr in dieser Situation durch den Kopf?

....

....

Was ist das vorherrschende Gefühl in der Situation?

....

....

Wie ist sein oder ihr Erregungszustand in der Situation?

....

....

Welche Situation geht dem Problemverhalten unmittelbar voraus?
Äußere Ereignisse:

....

....

Inneres Erleben vor dem Verhalten (Gefühl, Stimmung):

....

....

Funktionale Analyse elterlicher Kindeswohlgefährdung

Welche überdauernden Dispositionen innerhalb des Elternteils sind für die Situation relevant?
z. B. verletzte Grundbedürfnisse (Selbstwert, Bindung, Kontrolle), Ängste, kognitive Schemata

....

....

....

....

....

....

....

....

Welche Konsequenzen (intern oder extern) folgen dem Verhalten unmittelbar nach?
Externe Konsequenzen, z. B. verändertes Verhalten des betroffenen Kindes, u. a.

....

....

....

Interne Konsequenzen, z. B. Verhinderung unangenehmer Gefühle oder Verletzungen von Grundbedürfnissen

....

....

....

Regelmäßigkeit der Konsequenzen (intermittierend oder kontinuierlich)

....

Die erarbeiteten Inhalte können dann als funktionale Verhaltensanalyse auf der nächsten Seite notiert werden.

Funktionale Analyse elterlicher Kindeswohlgefährdung

Funktionale Verhaltensanalyse für das kindeswohlgefährdende Verhalten von

....

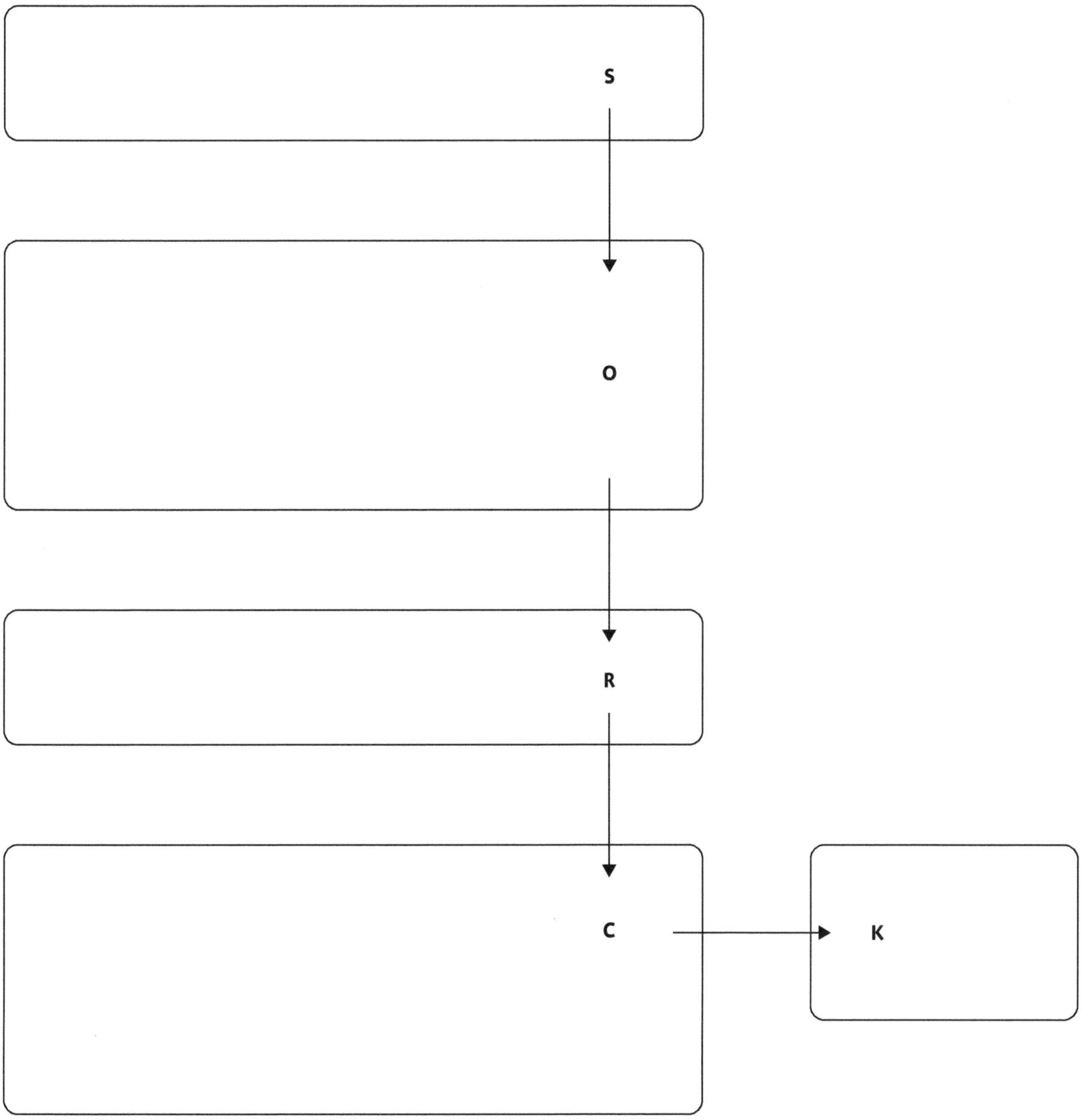

Funktionale Analyse elterlicher Kindeswohlgefährdung

Welche Aspekte aus diesem Modell halten das Verhalten aufrecht und müssen daher verändert werden, bevor davon ausgegangen werden kann, dass das kindeswohlgefährdende Verhalten sich verringert?

Stimuli:

....

....

....

Organismusvariable:

....

....

....

Reaktion:

....

....

....

Konsequenzen:

....

....

....

AB 12 • T

Diagnostische Checklisten für Bindungsstörungen

Im Kontext kindeswohlgefährdender Umstände leiden Kinder in vielen Fällen an frühkindlichen Bindungsstörungen, d. h., sie hatten aufgrund von Vernachlässigung und / oder Misshandlung / Missbrauch und / oder häufigem Wechsel von Bezugspersonen keine Möglichkeit, Bindungen aufzubauen.

Da erst etwa im Alter von 9 Monaten bei nicht betroffenen Kindern stabile Bindungen entstehen, können Bindungsstörungen frühestens ab diesem Alter diagnostiziert werden. In allen gängigen Diagnosesystemen, u. a. in ICD-10 / 11 und im DSM-5, werden zwei unterschiedliche Bindungsstörungen beschrieben, und zwar die *reaktive Bindungsstörung* und die *Bindungsstörung mit Enthemmung*. Da Bindungsstörungen ein extrem hohes Entwicklungsrisiko darstellen und nur durch intensive Maßnahmen behandelt werden können (häufig ist ein Milieuwechsel notwendig, mindestens aber eine kontinuierliche, intensive Beratung / Betreuung der Bezugspersonen), ist es wichtig, Bindungsstörungen zu erkennen.

Diagnose-Checkliste Reaktive Bindungsstörung

- ☐ Der Symptomatik gehen Erfahrungen von Vernachlässigung und / oder Misshandlung und / oder Missbrauch oder ein häufiger Wechsel von Bezugspersonen voraus.
- ☐ Emotionale Störung mit Verlust emotionaler Ansprechbarkeit und sozialem Rückzug und / oder eingeschränktem positivem Affekt und / oder unangemessener Reizbarkeit, Wut und / oder Trauer und / oder ängstlicher Überempfindlichkeit mit erheblicher Intensität
- ☐ Widersprüchliche bzw. ambivalente soziale Reaktionen mit Variation von Beziehung zu Beziehung (ICD) oder sucht selten Trost und reagiert unzureichend auf Trost (DSM)
- ☐ Schwierigkeiten in der sozialen Interaktion mit erwachsenen Bezugspersonen und mit Gleichaltrigen
- ☐ Keine Autismus-Spektrum-Störung; soziale Gegenseitigkeit ist prinzipiell möglich und zeigt sich in der Interaktion mit gesunden Erwachsenen.
- ☐ Symptomatik war bereits vor dem fünften Lebensjahr vorhanden.

Diagnose-Checkliste Bindungsstörung mit Enthemmung

- ☐ Der Symptomatik gehen Erfahrungen von Vernachlässigung und / oder Misshandlung und / oder Missbrauch oder ein häufiger Wechsel von Bezugspersonen voraus.
- ☐ Diffuse Bindungen bzw. keine selektiven sozialen Bindungen als anhaltendes Merkmal während der ersten fünf Lebensjahre, was sich durch ungewöhnliche Wahllosigkeit bei der Auswahl trostspendender Personen zeigt, aber auch in der Bereitschaft, ohne Zögern mit fremden Erwachsenen mitzugehen, und in fehlender Rückversicherung bei der Entfernung von Bezugspersonen auch in unbekannter Umgebung.
- ☐ Wenig modulierte Interaktion mit unvertrauten Personen, etwa durch fehlende / verminderte Zurückhaltung bei der Kontaktaufnahme zu Fremden und / oder übermäßig vertrautes Verhalten mit Fremden
- ☐ Das Symptomverhalten ist nicht situationsspezifisch, sondern zeigt sich in vielen Lebenssituationen.
- ☐ Beginn der Symptomatik vor dem fünften Lebensjahr
- ☐ In der mittleren Kindheit anklammerndes oder aufmerksamkeitsheischendes Verhalten
- ☐ In der Adoleszenz beeinträchtigte Beziehungen zu Gleichaltrigen
- ☐ Die Symptomatik ist nicht hinreichend durch andere Störungsbilder erklärbar, etwa durch Impulsivität im Rahmen von ADHS.

Interview- und Beobachtungsbogen zur Erziehungsfähigkeit

Insbesondere im Zusammenhang mit Kindeswohlgefährdungen, aber auch im Zusammenhang mit Platzierungsentscheidungen bei den Hilfen zur Erziehung sind Einschätzungen zur Erziehungsfähigkeit von Eltern von großer Bedeutung. Bei dem hier vorliegenden Interviewbogen handelt es sich um eine umfangreiche Erweiterung der ursprünglich von Kindler und Zimmermann (2006) zusammengestellten Kriterien, die bereits in einen Interview- und Beobachtungsbogen zur spezifisch *bindungsbezogenen* Erziehungsfähigkeit in den Therapietools von Borg-Laufs et al. (2025) eingeflossen sind.

Hier können auch evtl. die Ergebnisse aus **AB 10** »Entwicklungsgefährdende und -förderliche Kindheitserlebnisse – Checkliste für Eltern« berücksichtigt werden.

Datum: .... Interviewer:in: .... Interviewte Person: ....

Fragen zur *Lebensgeschichte* der Erziehungsperson
Bitte beschreiben Sie Ihre Kindheitserfahrungen:
(1) Welches waren Ihre wichtigsten Bezugspersonen und wie haben Sie die Beziehungen zu diesen Personen erlebt?
(2) Wie hat sich Ihre Lebensgeschichte im weiteren Verlauf entwickelt?
(3) Was kennzeichnet Ihre augenblickliche Lebenssituation?
Anmerkung: Relevant ist, ob die Erziehungsperson selbst mindestens eine dauerhafte und positive Beziehung in ihrer Kindheit erlebt hat, sodass sie selbst ein positives inneres Arbeitsmodell von Bindung entwickeln konnte. Darüber hinaus sind weitere Belastungen und Ressourcen in der Lebensgeschichte und in der aktuellen Lebenssituation relevant, die darauf hindeuten können, ob die Erziehungsperson zukünftig in der Lage sein wird, psychisch verfügbar für das Kind zu sein.

....

....

....

....

....

....

....

....

....

....

Interview- und Beobachtungsbogen zur Erziehungsfähigkeit

Fragen zur *Beziehungsgeschichte* der Erziehungsperson mit dem Kind

(1) Wie war Ihre Lebenssituation, als Ihr Kind geboren war?
(2) Wie war die Betreuungssituation des Kindes, wer hat es wann betreut?
(3) Wie haben Sie die Betreuung und Erziehung Ihres Kindes erlebt?

Anmerkung: Gab es längere oder wiederholte Trennungen (z. B. bei elterlicher Erkrankung)? Wem wurde das Kind zur Betreuung anvertraut? War die psychologische Verfügbarkeit der Erziehungsperson i. d. R. gegeben oder war sie aufgrund von z. B. psychischer Krankheit deutlich herabgesetzt? Konnte die Mutter das Kind und ihre Mutterrolle annehmen oder gibt es Anzeichen für eine emotionale Ablehnung dem Kind gegenüber?

....

....

....

....

....

....

Fragen zur Haltung der Erziehungsperson gegenüber dem Kind und ihrer Fürsorgerolle

(1) Wie würden Sie Ihr Kind beschreiben?
(2) In welchen Situationen benötigt Ihr Kind Ihren Schutz, Ihre Fürsorge oder Ihren Trost?
(3) Wie verhalten Sie sich, wenn Ihr Kind Sie braucht?

Anmerkung: Drückt die Erziehungsperson in ihren Äußerungen Wohlwollen und Annahme des Kindes aus oder gibt es Anzeichen für eine Ablehnung des Kindes oder auf dessen Identifikation mit einer negativ besetzten Person? Wird das Bindungsbedürfnis des Kindes anerkannt und wertgeschätzt oder wird es abgewertet / ausgeblendet? Kann die Erziehungsperson ihr bindungsbezogenes Verhalten nachvollziehbar / kohärent schildern oder wird Hilflosigkeit oder Distanz deutlich?

....

....

....

....

....

....

Interview- und Beobachtungsbogen zur Erziehungsfähigkeit

Fragen zur allgemeinen Erziehungsfähigkeit (1): Allgemeine Werte und Umgang mit Konflikten

(1) Welche Werte sind Ihnen in der Erziehung besonders wichtig?
(2) Wie vermitteln Sie Ihrem Kind Regeln und Grenzen?
(3) Wie reagieren Sie auf wiederholtes Fehlverhalten Ihres Kindes?
(4) Wie gehen Sie mit Wut oder Frustration Ihres Kindes um?

Anmerkung: Hier ist besonders wichtig, welche Handlungsmöglichkeiten gesehen werden, um das Kind in schwierigeren Erziehungssituationen liebevoll-konsequent zu lenken und zu begleiten. Im Hintergrund ist dabei aber auch relevant, welche Werte besonders relevant erscheinen, denn die besondere Betonung von Werten wie »Disziplin« oder »Gehorsam« kann die Tendenz zu unangemessenem Erziehungsverhalten verstärken.

....

....

....

....

....

....

Fragen zur allgemeinen Erziehungsfähigkeit (2): Förderung des Kindes

(1) Wie fördern Sie die schulische und die außerschulische Entwicklung Ihres Kindes?
(2) Wie unterstützen Sie Ihr Kind darin, selbstständig zu werden und eigene Entscheidungen zu treffen?
(3) Wie fördern Sie außerfamiliäre Kontakte Ihres Kindes, z. B. zu Freundinnen und Freunden?
(4) Wie helfen Sie Ihrem Kind, Konflikte mit anderen zu lösen?

Anmerkung: Beachtenswert ist, inwieweit die erziehende Person in der Lage ist, den Entwicklungsstand ihres Kindes zu berücksichtigen und es in zentralen Entwicklungsbereichen angemessen zu fördern.

....

....

....

....

....

....

Interview- und Beobachtungsbogen zur Erziehungsfähigkeit

Fragen zur allgemeinen Erziehungsfähigkeit (3): Umgang mit Stress und Belastungen

(1) Was belastet Sie im Alltag und welche Strategien haben Sie, um mit diesen Belastungen umzugehen?

(2) Was tun Sie, wenn Sie sich selbst überfordert fühlen?

(3) Wie gehen Sie mit familiärem Stress um?

Anmerkung: Beachtenswert ist, inwieweit die erziehende Person in der Lage ist, den Entwicklungsstand ihres Kindes zu berücksichtigen und es in zentralen Entwicklungsbereichen angemessen zu fördern.

....

....

....

....

....

....

Frage zur Annahme von Hilfe

(1) Sind Sie bereit, Unterstützung durch Jugendhilfe, Beratungsstellen, Elternkurse oder Psychotherapie, die auch Ihre Mitarbeit erfordern, anzunehmen? Können Sie sich auch vorstellen, Hilfe in der Familie, durch Freunde und Verwandte anzunehmen?

Anmerkung: Die Einsicht, dass Hilfe sinnvoll ist, und die Bereitschaft, sich in einem Hilfeprozess zu engagieren, sind als positives Zeichen zu werten. Die Ablehnung sinnvoller Hilfen lässt anderen erkennbaren Einschränkungen besonderes Gewicht zukommen.

....

....

....

....

....

....

Interview- und Beobachtungsbogen zur Erziehungsfähigkeit

Fragen *an das Kind* (ab Kindergartenalter)

(1) Was gefällt dir besonders gut zu Hause?
(2) Wie ist es, wenn du krank bist? Kümmert sich deine Mutter / dein Vater / ... dann um dich?
(3) Gibt es Regeln zu Hause? Wie findest du sie?
(4) Wie ist es, wenn ihr miteinander Streit habt? Wie läuft das ab und wie lange habt ihr Streit?
(5) Wie ist es, wenn du schlecht drauf bist, z. B. ängstlich oder traurig? Merkt das deine Mutter / dein Vater / ... und hilft sie / er dir dann oder tröstet dich?

Anmerkung: Die Fragen sollen einerseits reflektieren, wie das Kind den häuslichen Alltag wahrnimmt, andererseits zeigen, inwieweit das Kind Fürsorge und Annahme erlebt.

....

....

....

....

....

....

Beobachtung des Erziehungsverhaltens im Alltag

(1) Achtet die erziehende Person auf die Bedürfnisse ihres Kindes? Fragt sie danach und kommt sie ggf. den Bedürfnissen nach? Reagiert sie angemessen auf Ansprache durch das Kind?
(2) Wird positives Verhalten des Kindes gelobt / unterstützt?
(3) Werden Regeln / Grenzen gesetzt? Wie?
(4) Sind die Anforderungen an das Kind altersgerecht?

Anmerkung: Um einen stimmigen Eindruck vom Umgang der erziehenden Person mit dem Kind zu erhalten, ist eine mehrstündige Alltagsbeobachtung sinnvoll, die verschiedene Aktivitäten (Spiel, ggf. Hausaufgaben oder andere Anforderungen, Alltagshandeln) umfasst.

....

....

....

....

....

....

Interview- und Beobachtungsbogen zur Erziehungsfähigkeit

Einschätzung zur Mitarbeit bei und zur Wirksamkeit von erfolgten oder aktuell erfolgenden Hilfen:
Sofern bereits eine Hilfe in der Vergangenheit erfolgt ist oder aktuell erfolgt:
(1) Hat die Erziehungsperson die Bereitschaft gezeigt, aktiv bei den Hilfen mitzuwirken?
(2) Zeigen sich bei geeigneten Hilfen mindestens leichte Verbesserungen?
Anmerkung: Die Mitarbeitsbereitschaft (Verlässlichkeit bei den Terminen, Umsetzen von erfolgten Ratschlägen usw.) der Erziehungsperson ist eine wichtige Voraussetzung für die Wirksamkeit von Hilfen. Sofern sich bei bereits erfolgten oder aktuell laufenden Hilfen keinerlei Erfolge zeigen, kommt dadurch anderen erkennbaren Einschränkungen der Erziehungsfähigkeit besonderes Gewicht zu.

....

....

....

....

....

....

Gesamteinschätzung der Erziehungsfähigkeit unter Berücksichtigung der erhobenen Befunde

....

....

....

....

....

....

....

....

....

....

....

Das Schweigen der Kinder – Gesprächsführung bei Verdacht auf Kindeswohlgefährdung

Insbesondere in der Arbeit mit Kindern / Jugendlichen, die Kindeswohlgefährdungen erfahren haben, ist die Kommunikation oft geprägt von Schweigen, Leugnen und Bagatellisieren. Dieses Informationsblatt vermittelt Verständnis für diese Dynamik und Strategien des Umgangs mit solchen Situationen.

Eltern. Die Hilfe bei Kindeswohlgefährdung ist oft erschwert durch das Schweigen, Leugnen und Lügen von allen Beteiligten. Sie sind dabei getrieben von der Angst, ihre Lebenssituation zu verlieren, ihre Familie. Schon während der Misshandlung ermahnen Eltern ihre Kinder, nirgendwo etwas zu sagen, weil sonst das Jugendamt kommt und sie aus der Familie nimmt. Das ist nicht nur Schweigedruck für die Kinder. Oft ist es die wirkliche Angst der Eltern, ihre Kinder zu verlieren. Viele misshandelnde Eltern lieben ihre Kinder. Sie wären gerne Eltern, die in der Lage sind, so mit ihren Kindern umzugehen, dass es keinen Ärger gibt. Sie möchten gute Eltern sein und eine heile Familie haben. Manche schämen sich auch für ihr Scheitern und wollen darum alles tun, damit niemand etwas merkt.

Kinder. Für die Kinder ist diese Bedrohung durch das Jugendamt noch wesentlich existenzieller. Sie verlieren mit der Familie aus ihrer Sicht die Basis ihres Lebens. Kinder haben keinen Plan B zur Familie, ihre Vorstellungswelt umfasst kein Leben ohne ihre Eltern. Was sie über die Jugendhilfe hören, verstärkt eher die Angst. Und selbst bei optimalem Vorgehen der Jugendhilfe und einer wunderbaren Pflegefamilie oder gut geführten Wohngruppe führt kein Weg daran vorbei, dass die Kinder ihre Basis verlieren, ohne zu wissen, was die Zukunft bringt. Außerdem schämen sich viele der Kinder für ihre Eltern, für ihre Familie und halten auch aus diesem Grund das Truggebäude aufrecht.

Diese Tatsachen erschweren oft die Gespräche mit Kindern und Eltern im Rahmen der Diagnostik. Dabei geht es nicht immer um Böswilligkeit, sondern einfach um Scham und Angst, für die in der Phase der Diagnostik Verständnis und Zeit eingeplant werden müssen.

Zartbitter Köln hat in seinem umfangreichen Material ein kurzes Video zur notwendigen Grundhaltung der Erwachsenen, die mit Kindern über erlittene Gewalt sprechen wollen (www.youtube.com / watch?v=U7gGpIMOmBY). Es lohnt sich, einmal reinzuschauen.

Weitere Parteien. Zum Druck der Kinder kommt der Druck von außen, die Kindeswohlgefährdung so schnell wie möglich zu beenden und dabei auf keinen Fall mögliche Strafverfahren zu gefährden durch ein Vorgehen, das den Verdacht auf Suggestion weckt. So erwarten Gesprächsprotokolle wie das NICHD (Noeker & Franke, 2018) oder der hier vorgestellte Erörterungsbogen (**AB 3**) eine möglichst neutrale Grundhaltung der Fragenden, während die Kinder und Jugendlichen von ihren Gesprächspartner:innen dringend eine Positionierung und Rückmeldung brauchen und ständig überprüfen, ob diese ihnen glauben und was sie von ihnen und dem, was sie erzählt haben, halten.

Gesprächsanlass. In diesem Dilemma ist der Anlass des Gespräches wichtig. In der Regel sind die Kinder nicht wegen vermuteter Kindeswohlgefährdung in Therapie. Das bedeutet, dass sie die Therapiezeit erst einmal nutzen können, ihre Therapeut:innen kennenzulernen und zu testen, wie diese mit Themen umgehen. Es kann sein, dass sie nach so einer Testphase selbst entscheiden, anzusprechen, was sie belastet. Das würde bedeuten, dass die Therapeut:innen in der Situation einfach zuhören, nachfragen und validieren, und zwar so lange, bis sie ungefähr verstanden haben, um was es geht. Es kann sein, dass in einem solchen Gespräch das Kind eine eindeutige Rückmeldung braucht, ob etwas erlaubt oder verboten ist und wer verantwortlich ist bzw. Schuld hat. Das widerspricht einer neutralen Grundhaltung, ist aber absolut wichtig, um den Kindern die Sicherheit zu vermitteln, dass sie gerade das Richtige tun, indem sie über das Erlebte sprechen. Kinder aus kindeswohlgefährdenden Situationen wissen oft nicht, was falsch und richtig ist (vgl. **INFO 18** »Förderung eigener Werte beim Kind«).

Das Schweigen der Kinder – Gesprächsführung bei Verdacht auf Kindeswohlgefährdung

Weiteres Vorgehen besprechen. Wenn die Therapeut:innen verstanden haben, was die Kinder erzählen wollten, sprechen sie mit ihnen über das, was jetzt getan werden kann oder sollte. Dazu kann es auch gehören, sie über die Rechtslage zu informieren. Vor allem aber geht es dann um die Frage, wer wann die Eltern informiert. Da diese Fragen den meisten Kindern sehr viel Angst machen, braucht ihre Klärung Zeit, oft mehr Zeit als ein Gespräch. Das ist eine sehr schwierige Zeit der Güterabwägung. Kinder müssen geschützt werden. Aber wenn man zu schnell und gegen den Willen der Kinder handelt, ist das Risiko groß, dass diese nichts mehr sagen oder sogar ihre Aussage zurücknehmen. Damit wäre jede Möglichkeit zum Kinderschutz vernichtet. Darum ist es absolut wichtig, dass Therapeut:innen sich in dieser Phase begleiten lassen durch erfahrene Supervisor:innen oder Fachberatungsstellen.

Protokollgestützte Gespräche. Wenn die Kinder dann bereit sind, die Eltern anzusprechen und öffentliche Hilfe anzunehmen, kann es sinnvoll sein, ein protokollgestütztes Gespräch mit ihnen zu führen, um möglichst viele Informationen für die weiteren Maßnahmen zu haben (vgl. **AB 3**). Allerdings verhindert das nicht, dass vom Jugendamt oder der Polizei auch noch einmal so ein Gespräch geführt wird und dass ein Gericht ein Gutachten in Auftrag gibt, was wieder ein Gespräch für die Kinder bedeutet.

Anders ist es, wenn nicht das Kind die Gewalt anspricht, sondern die Therapeut:innen, aus welchem Grund auch immer, den Verdacht auf Kindeswohlgefährdung haben. Dann kann ein protokollgestütztes Vorgehen sehr hilfreich sein, denn dann wird von Gerichten auf jeden Fall hinterfragt, inwieweit die Therapeut:innen den Kindern die Gewalthandlungen suggeriert haben könnten. In diesem Fall erklären die Therapeut:innen den Kindern, weshalb sie sich Sorgen machen, und beginnen dann die Befragung.

In beiden Vorgehensweisen ist es sinnvoll und hilfreich, sich für Anzeichen von Scham und Angst bei den Kindern ausdrücklich Zeit zu lassen, bei Bedarf auch immer wieder. **INFO 17** »Anleitung zum Sprechen über kindeswohlgefährdende Ereignisse« gibt konkrete Anregungen, wie man so ein offenes Gespräch mit Kindern über schmerzhafte und zerstörerische Erfahrungen führen kann.

Eine dritte Phase des Gespräches über erlittene Gewalt oder Vernachlässigung ist im Verlauf einer Therapie immer wieder sinnvoll, damit die Kinder ihre Erfahrungen verarbeiten können. Auch bei diesen Gesprächen kann es wieder notwendig sein, sehr detailliert nachzufragen, z. B. wenn man dem Kind helfen will, das eigene Widerstandsverhalten zu erkennen oder die eigenen Gefühle besser zu verstehen. Viele Formen der therapeutischen Traumakonfrontation gehen sehr ins Detail. Bei diesen Gesprächen muss der Schutz des Kindes aber schon sichergestellt sein, sonst besteht die Gefahr, dass die Fähigkeiten der Kinder, mit dem Erlebten umzugehen, überrollt und die Kinder dadurch traumatisiert werden.

Psychische Grundbedürfnisse

Menschliches Erleben und Verhalten kann vor dem Hintergrund des Konzeptes der psychischen Grundbedürfnisse (Grawe, 2004; Borg-Laufs & Dittrich, 2010) besonders gut verstanden werden. Grundbedürfnisse zeichnen sich dadurch aus, dass deren Nichtbefriedigung oder Verletzung ein glückliches Leben verhindert und einen Risikofaktor für die weitere Entwicklung darstellt. Sowohl bei Erwachsenen (vgl. Grawe, 2004) als auch bei Kindern und Jugendlichen (vgl. Borg-Laufs & Spancken, 2010) gibt es überzeugende Belege für den Zusammenhang zwischen dem Status der Befriedigung der psychischen Grundbedürfnisse und psychischer Gesundheit. Grawe hat unter Rückgriff auf psychologische Grundlagenforschung folgende psychische Grundbedürfnisse postuliert:

- Bindung (Nähe und Schutz durch konstante Personen erleben)
- Orientierung / Kontrolle (der Eindruck, die Welt verstehen und beeinflussen zu können)
- Selbstwerterhöhung (sich selbst als »gut« empfinden können)
- Lustgewinn / Unlustvermeidung (angenehme Erlebnisse erleben, aversive Erlebnisse vermeiden).

Bei der Beurteilung möglicher Kindeswohlgefährdungen wird häufig auf physische Faktoren zentriert (etwa Verletzungen, mangelnde Hygiene, unzureichende Gesundheitsversorgung). Aus psychologischer Sicht sind aber die psychischen Grundbedürfnisse insbesondere unter dem Aspekt der Vernachlässigung ebenfalls zu berücksichtigen, wenn es um die Einschätzung einer kindeswohlgefährdenden Situation geht. Wenn wir davon ausgehen, dass für ein glückliches und zufriedenes Leben die Befriedigung dieser Grundbedürfnisse essenziell ist, dann gilt auch im Umkehrschluss, dass die Nichtbefriedigung oder Verletzung psychischer Grundbedürfnisse als Anzeichen für eine Gefährdung zu werten ist.

Der Status der Befriedigung psychischer Grundbedürfnisse beeinflusst unser Erleben und Verhalten auf folgende Weise: Wird ein Bedürfnis als unzureichend befriedigt erlebt, führt dieses Erleben zur Ausbildung eines Motivs, diesen Mangelzustand zu beenden. Daraus resultiert Verhalten, welches die Erfahrung von Bedürfnisbefriedigung zum Ziel hat. In Bezug auf Bindung wird etwa ein Verhalten aktiviert, welches Nähe zu einer Bindungsperson herstellt. Während ein kleines Kind möglicherweise weint, damit eine Bezugsperson kommt und sich kümmert, könnte bei einem Jugendlichen etwa die Kontaktaufnahme über ein gemeinsames Hobby (Annäherungsverhalten) verwirklicht werden. Geht es um Selbstwerterhöhung, wird ein Verhalten gezeigt, welches selbstwertdienliche Konsequenzen hat, etwa durch das Erleben besonderer Leistung oder von Wertschätzung durch andere. Ist das gezeigte Verhalten in diesem Sinne erfolgreich, wird es mit hoher Wahrscheinlichkeit zukünftig erneut durchgeführt, denn es hat sich als funktional für die Bedürfnisbefriedigung erwiesen (vgl. Borg-Laufs, 2020). Allerdings kann ein mehrfach verletztes Grundbedürfnis auch ein paradox anmutendes Verhalten zur Folge haben, was im Kontext von Kindeswohlgefährdungen recht häufig vorkommt. So kann etwa die Erfahrung mehrerer verletzender Bindungsabbrüche dazu führen, dass Menschen mit solchen Erfahrungen zukünftig andere eher zurückweisen, Nähe vermeiden. Große Nähe löst dann Angst aus und es wird ein Verhalten gezeigt, welches andere Menschen auf Distanz hält (Vermeidungsverhalten), um die Angst kurzfristig zu verringern. Das Verhalten von Menschen mit verletzten Grundbedürfnissen scheint oft auf den ersten Blick unverständlich, aber unter Berücksichtigung der bindungsbezogenen Verletzungen, die derjenige oder diejenige im Laufe seines oder ihres Lebens erfahren hat, wird das Verhalten nachvollziehbar. Zwar wird eine Befriedigung des Bindungsbedürfnisses so niemals erreicht, aber kurzfristig sinkt die Angst.

Psychische Grundbedürfnisse

Grundbedürfnisse von Kindern

In dem Modell von Grawe sind die psychischen Grundbedürfnisse gleichrangig, was in Hinblick auf erwachsene Menschen auch eine plausible Vorstellung ist. Wenn es sich eben um *Grund*bedürfnisse handelt, so muss naheliegenderweise jedes dieser Bedürfnisse befriedigt werden, damit ein glückliches / zufriedenes Leben erreicht werden kann. In Bezug auf Kinder ist jedoch eine andere Lebensrealität zu berücksichtigen. Je jünger ein Kind ist, desto weniger ist es autonom. Kinder sind in vielfacher Hinsicht abhängig von ihren Bindungspersonen. Je jünger sie sind, desto existenzieller ist diese Abhängigkeit. Ein junges Kind kann keines seiner Grundbedürfnisse – weder die psychischen noch die physischen (etwa Sättigung, Hygiene, Krankheitsbehandlung) – ohne Hilfe befriedigen. Kinder benötigen »gute Bindungspersonen«, die sich um sie kümmern, sie schützen und ihnen helfen, ihre psychischen und physischen Grundbedürfnisse zu befriedigen. Insofern müssen wir im Kindesalter davon ausgehen, dass das Bindungsbedürfnis den anderen Grundbedürfnissen übergeordnet ist, denn befriedigende Bindungen sind die Voraussetzung für die Befriedigung aller weiteren Grundbedürfnisse. Kinder neigen auch auf Kosten eigener Selbstwerterniedrigung dazu, mindestens die Illusion guter Bindungspersonen aufrechtzuerhalten, da die Annahme, dass die eigene Bindungsperson, auf die das Kind existenziell angewiesen ist, schlecht sein könnte, zu schmerzhaft ist. So ist die häufige Beobachtung zu erklären, dass Kinder, die von den Eltern geschlagen werden, sich selbst abwerten (»Ich habe es verdient«), um die Illusion der guten Bindungsperson (»Er / Sie hatte guten Grund, mich zu schlagen«) aufrechterhalten zu können (vgl. auch **INFO 20** »Basiswissen zu Voraussetzungen und Dynamik der Gewalt – Grundprinzipien und Handlungsleitfäden für die Therapie«).

Diese besondere Bedeutung der Bindung in der frühen Kindheit erklärt auch, dass frühkindliche Bindungserfahrungen besonders nachhaltige Wirkung entfalten. Zwar wird in der Entwicklungspsychologie überwiegend davon ausgegangen, dass sich das innere Arbeitsmodell von Bindung über den gesamten Lebensverlauf verändern kann (Behringer, 2017), allerdings benötigt die Entwicklung eines sicheren Bindungsmodelles viele korrigierende Bindungserfahrungen über einen langen Zeitraum.

Kindeswohlgefährdung als Einschränkung sowohl des aktuellen Wohlergehens als auch als Gefährdung der weiteren Entwicklungsmöglichkeiten ist somit eng mit der Befriedigung der psychischen Grundbedürfnisse verbunden:

- **Bindung:** Das Erleben von verlässlichen Bezugspersonen, die die Verantwortung für die Sorge um das Wohl des Kindes übernehmen, die helfen, trösten und versorgen, ist unerlässlich. Das Erleben von Zurückweisung durch die wichtigsten Anderen hingegen ist eine furchtbare Erfahrung.
- **Orientierung / Kontrolle:** Erfahrungen von Misshandlung und / oder Missbrauch werden als katastrophale Kontrollverluste erlebt und führen nicht selten zu einer passiven Haltung, die zukünftiges problemlösendes Verhalten unmöglich macht.
- **Selbstwerterhöhung:** Erfahrungen von Erniedrigung und / oder Missachtung in der Kindheit hinterlassen tiefe Wunden, die Ausdruck in Selbsthass und Selbstverletzung finden können (Vermeidung weiterer selbstwerterhöhender Anstrengungen), aber auch zu aggressiver Erhöhung gegenüber Schwächeren führen können (Versuch, den Selbstwert auf Kosten anderer zu erhöhen).
- **Lustgewinn / Unlustvermeidung:** Erfahrungen von Vernachlässigung, Misshandlung, Missbrauch sind auch Erfahrungen von Unlust. Um diese Erfahrungen ertragen zu können, werden starke, wirkmächtige Ablenkungsstrategien wie etwa Drogenkonsum gewählt.

Psychische Grundbedürfnisse

Um beurteilen zu können, ob die psychischen Grundbedürfnisse von Kindern befriedigt sind, gilt es, die Lebenssituation des Kindes zu beobachten, zu explorieren und einzuschätzen.

Bindungsbedürfnis. Bezüglich des Bindungsbedürfnisses wird die Beobachtung der Eltern-Kind-Interaktion besonders wichtig sein. Wendet sich das Kind in Not an die Eltern? Können die Eltern sich feinfühlig den Bedürfnissen ihres Kindes gegenüber öffnen? Wirkt die Beziehung liebevoll und »warm«?

Orientierung / Kontrolle. In Bezug auf Orientierung und Kontrolle ist zu berücksichtigen, dass Kinder, je jünger sie sind, umso mehr Orientierung benötigen, dass sie aber andererseits, je älter sie werden, umso mehr erfahren müssen, dass sie selbst Entscheidungen treffen und autonom handeln können. Sowohl Vernachlässigung als auch Überbehütung bzw. übermäßige Strenge in der Erziehung sind die entgegengesetzten Erfahrungen, die eine Befriedigung dieses Bedürfnisses verhindern. Vernachlässigte Kinder, denen nicht genügend Orientierung geboten wird, die keine konsistente Erziehung erfahren oder die Verantwortung übernehmen müssen, der sie noch nicht gewachsen sind, können hier keine Befriedigung erfahren. Kinder, die aufgrund elterlicher Überbehütung (wohlmeinend) oder übermäßiger elterlicher Kontrolle / Strenge von Erfahrungen eigener Kontrolle abgehalten werden, werden in ihrem Kontrollbedürfnis verletzt.

Selbstwerterhöhung entsteht, wenn Eltern ihren Kindern Wertschätzung entgegenbringen. Je älter die Kinder / Jugendlichen sind, desto mehr drückt sich dies auch in dem Zutrauen aus, dass Kinder mehr und mehr dazu in der Lage sind, eigene Entscheidungen zu treffen. Mangelnde Wertschätzung durch die Eltern, mangelndes Interesse, Abwertungen und Erniedrigungen verletzen dieses Grundbedürfnis.

Lustgewinn / Unlustvermeidung. Das Bedürfnis nach Lustgewinn / Unlustvermeidung kann in vielfältiger Weise beeinflusst werden. Hier ist es sicher wichtig, dass Eltern den Kindern nicht ihren Willen aufzwingen, sondern sie ihre eigenen Quellen von Lust und Erfüllung finden lassen.

5 Therapeutische Arbeit im Rahmen von Kindeswohl und Kindeswohlgefährdungen

Kinder und Jugendliche werden in den seltensten Fällen mit der expliziten Problem- oder Fragestellung einer Gefährdung des Kindeswohles im therapeutischen Kontext vorstellig. Viel häufiger ist es der Fall, dass sich im Verlaufe des diagnostischen und therapeutischen Prozesses Hinweise auf Gefährdungen ergeben, die dann zunächst zu einer Gefährdungseinschätzung und einem möglichen Meldeverfahren führen, wie dies in Kapitel 3 beschrieben ist.

Eine Risikoeinschätzung kann aus therapeutischer Sicht zu folgenden grundlegenden Ergebnissen kommen:

- Es liegt eine Gefährdung vor, die mit eigenen Mitteln – etwa durch eine geeignete Beratung der hinreichend motivierten Eltern – abgewendet werden kann.
- Es liegt eine Gefährdung vor, die aber schwer zu bewerten ist und / oder die mutmaßlich nicht mit eigenen Mitteln abgewendet werden kann. Eine Beratung durch eine insofern erfahrene Fachkraft wird in Anspruch genommen, eine Meldung an das Jugendamt wird vorbereitet.
- Es liegt keine Gefährdung vor.

Dementsprechend können im weiteren therapeutischen Prozess Interventionen wie folgt gestaltet werden:

- prozessbegleitend (es gibt eine Meldung, das Kind / der / die Jugendliche / die Familie werden weiter therapeutisch begleitet) und / oder
- mit der Zielsetzung der Sicherung des Kindeswohls bei drohenden Gefährdungen, die nicht zu einer Meldung und dem daraus resultierenden Procedere führen, oder
- als therapeutische Intervention ohne spezifische Bezugnahme auf eine Kindeswohlgefährdung oder
- als Psychotherapie auf Initiative eines Jugendamtes im Rahmen eines Schutz- und Hilfekonzeptes

Im letzten Fall ist die Psychotherapie Teil eines Schutzkonzeptes.

Dies bedeutet: Aus den Ergebnissen einer Gefährdungseinschätzung können Maßnahmen entwickelt werden, die auf den unmittelbaren oder längerfristigen Schutz des Kindes / Jugendlichen einwirken. Schutzkonzepte setzen sich aus

- einem Sicherheitskonzept für Kinder bzw. Jugendliche,
- einem Hilfekonzept und
- einem Kontrollkonzept für Minderjährige und ihre Eltern

zusammen (Kepert et al., 2023, S. 133).

Sicherheitskonzept. In einem Sicherheitskonzept werden konkrete Maßnahmen gemeinsam mit den Personensorgeberechtigten vereinbart, die Minderjährige unmittelbar vor konkreten Gefahren und erheblichem Schaden schützen.

Hilfekonzept. Beim Hilfekonzept handelt es sich um Hilfen, die darauf abzielen, das Fürsorge- und Erziehungshandeln bei den Erziehungsberechtigten zu stärken und zu unterstützen. Für Kinder und Jugendliche werden in einem Hilfekonzept spezifische Hilfen benannt, die unmittelbar oder auch längerfristig geeignet sind, ggf. bereits entstandene Belastungen oder Schädigungen auszugleichen. Psychotherapie kann eine solche Hilfe sein.

Kontrollkonzept. Das Kontrollkonzept legt fest, zu welchem Zeitpunkt der Erfolg der Sicherheits- und Hilfemaßnahmen überprüft wird, d. h., ob die / der Minderjährige durch die ergriffenen Maßnahmen tatsächlich geschützt wird. Ebenso sollte darin festgelegt sein, wer diese Prüfung vornimmt und wann dies geschieht.

Das Schutzkonzept wird gemeinsam mit dem je zuständigen Jugendamt entwickelt.

Mögliche therapeutische Interventionen mit Bezug zu Kindeswohlgefährdungen lassen sich clustern nach eher elternzentrierten Interventionen und eher kinder- / jugendlichenzentrierten Interventionen. In der Folge finden sich Materialien zur Arbeit mit Kindern, Jugendlichen und den Eltern.

Da die therapeutische Arbeit im Zusammenhang von Kindeswohlgefährdungen für Therapeut:innen sehr belastend sein kann, wird die Materialiensammlung in einem weiteren Punkt um Materialien zur Selbstreflexion und der Psychohygiene ergänzt. Es gehört zwangsläufig zur therapeutischen Arbeit, Patient:innen in sehr unglücklichen und manchmal auch bedrohlichen Situationen zurücklassen zu müssen, während man selbst in den hoffentlich schönen, glücklichen, entspannten ... Feierabend oder ins Wochenende geht. Psychotherapeut:innen dürfen – wie andere Berufsgruppen – auch dann ihren Feierabend genießen, wenn sie nicht den ganzen Tag optimal gearbeitet haben oder selbst bei bester Arbeit weiteres Leid nicht verhindern konnten. Solche Arbeitstage müssen nicht abends am Telefon verlängert werden. Im Gegenteil ist es notwendig für beide Seiten, dass es klare und zuverlässige Regeln für den Einsatz und für die Begrenzung gibt.

5.1 Therapeutische Arbeit mit Kindern und Jugendlichen

Arbeits- und Infomaterialien

AB 14 Beziehungsangemessene Therapiegestaltung mit Kindern und Jugendlichen, die Kindeswohlgefährdungen erfahren haben

Zurückgreifend auf Erkenntnisse über das Beziehungsverhalten von Kindern mit problematischen Beziehungserfahrungen wird eine Hilfestellung gegeben, im Einzelfall das Verhalten des Kindes einzuschätzen und angemessen darauf zu reagieren.

INFO 17 Anleitung zum Sprechen über kindeswohlgefährdende Ereignisse

Da Kindeswohlgefährdungen häufig für Kinder und Jugendliche schambesetzt sind, fällt es ihnen schwer, darüber zu sprechen. Es kann hilfreich sein, sie dabei zu unterstützen und dies auch strukturiert zu dokumentieren (**AB 15**).

AB 15 Dokumentationsbogen: Äußerungen zu kindeswohlgefährdenden Erfahrungen / Ereignissen

Mit diesem Bogen können die Äußerungen des Kindes / Jugendlichen strukturiert dokumentiert werden.

AB 16 Meine Rechte

Kindeswohlgemäß ist eine auf der Basis von Bedürfnissen und den Kinderrechten fundierte Handlungsweise. In dieser Einheit sollen die Kinderrechte altersabhängig erarbeitet und mögliche Verletzungen der Rechte mit Kindern und Jugendlichen erarbeitet werden. Grundlage sind die in der UN-Kinderrechtskonvention formulierten Kinderrechte.

Diese Tabelle kann mit Kindern ca. ab dem Schulalter bearbeitet werden. Weiter finden sich Links zu einer Reihe hilfreicher Materialien, die zur altersgemäßen Erklärung von Kinderrechten herangezogen werden können.

INFO 18 Förderung eigener Werte beim Kind

Kinder lernen und übernehmen in den Misshandlungssituationen die Argumentationen der gewalttätigen Erwachsenen und verlieren dabei ihr eigenes Wertesystem. Dieses Informationsblatt gibt Anregungen, solche unangemessenen Werte zu erkennen und zu korrigieren.

AB 17 Leitfragen für Gespräch und Spiel – eigene Werte

Diese Leitfragen helfen bei der Exploration und Korrektur der Werte der Kinder und Jugendlichen.

INFO 19 Was ist erlaubt und was ist verboten: Gos und No-Gos

Kinder können oft nur schwer einschätzen, was im Kontakt mit welchen Erwachsenen angemessen, übergriffig oder verboten ist. Mit dieser Einheit soll dies individuell mit Kindern / Jugendlichen erarbeitet werden.

AB 18 Gos und No-Gos bei körperlichen Kontakten – Kinder

Dieses Arbeitsblatt unterstützt dabei, mit den Kindern / Jugendlichen zu erarbeiten, welche körperlichen Kontakte angemessen und welche unangemessen oder auch verboten sind.

INFO 20 Basiswissen zu Voraussetzungen und Dynamik der Gewalt – Grundprinzipien und Handlungsleitfäden für die Therapie

Wenn Gewalt die Ursache der Kindeswohlgefährdung ist, folgt sie in der Regel einem immer ähnlichen Muster der Verantwortungsverschiebung, angefangen von der Selbsterlaubnis bis zu Bedrohung und Schweigegebot. Dieses Kapitel bietet Gesprächsleitfäden sowohl für die therapeutische Arbeit mit übergriffigen und gewalttätigen Kindern und Jugendlichen, denn wenn Kinder sexuell übergriffig und gewalttätig handeln, kann auch ihr Kindeswohl gefährdet sein, als auch für die Arbeit mit den Betroffenen.

AB 19 – 22 Interviewleitfäden zu den Stufen gewalttätigen Handelns (nach Finkelhor)

Diese Interviewleitfäden sind Gesprächshilfen für die Exploration der Stufen gewalttätigen Handelns. Für die Täterarbeit bauen sie aufeinander auf und sind auch sinnvollerweise in dieser Reihenfolge zu nutzen. Für die Arbeit mit den Betroffenen spielt die Reihenfolge keine Rolle. Da richtet sich das Thema nach der aktuellen Fragestellung im therapeutischen Prozess.

In den Leitfäden werden die Fragen benannt, wie sie an minderjährige oder erwachsene Täter:innen gerichtet werden (natürlich mit der entsprechenden Anrede und altersgemäß formuliert). Allerdings sollte Arbeit mit beschuldigten Menschen nur nach spezifischer Weiterbildung selbst durchgeführt werden. Die Beziehungsgestaltung erfordert Fachwissen.

Aber es hilft in der Arbeit mit den Betroffenen, sich immer auch in die Gedanken von Täter:innen zu versetzen.

AB 19 Fragen zum Handeln in der Fantasie

Gerade bei sexuellem Missbrauch beginnt der Übergriff im Kopf. Tage- oder jahrelange Phasen der sexuellen Handlungen in der Fantasie gehen den meisten Übergriffen voraus. Hier sind Fragen für übergriffige Kinder und Jugendliche. Die Betroffenen können hierzu nichts sagen.

AB 20 Interviewleitfaden zur Selbsterlaubnis

Menschen rechtfertigen sich vor sich selbst, wenn sie etwas Schlechtes oder Verbotenes tun. Hier sind Fragemöglichkeiten für übergriffige Kinder oder Jugendliche nach ihren Selbstrechtfertigungen und Fragen für Betroffene zu dem, was ihnen während der Gewalthandlung gesagt wurde. Betroffene können bei dieser Arbeit die Schuldverschiebung verstehen.

AB 21 Interviewleitfaden zum zeugenfreien Raum

Gewalt geschieht ohne Zeug:innen, die eingreifen können. Hier sind Fragen für übergriffige Kinder und Jugendliche, wie sie den zeugenfreien Raum sichergestellt haben, und für Betroffene, wie sie die Situationen wahrgenommen haben.

AB 22 Interviewleitfaden zu den Techniken, das Kind zum Mitmachen zu bewegen

Alle Kinder leisten Widerstand gegen Gewalt, so gut es für sie geht. Hier sind Fragen an übergriffige Kinder und Jugendliche, wie sie den Widerstand gebrochen haben, und an Betroffene, wie sie versucht haben, Widerstand zu leisten, und was dann geschah.

AB 23 Arbeit an Schuldgefühlen mithilfe von Schuldsteinen

Betroffene von körperlicher oder sexueller Gewalt und auch Mit-Betroffene von häuslicher Gewalt fühlen sich sehr häufig selbst schuldig für das, was ihnen oder der direkt betroffenen Familienperson angetan wurde. Dieses Arbeitsblatt enthält ein im Alltag einer Beratungsstelle entwickeltes Verfahren, solche unangemessenen Schuldgefühle zu thematisieren und zu verändern.

Diese Technik wurde von Werner Meyer-Deters entwickelt für die Arbeit mit sexuell übergriffigen Kindern und Jugendlichen in der Caritas-Beratungsstelle *Neue Wege* in Bochum, ist aber in der beschriebenen Form ebenfalls gut für betroffene Kinder, Jugendliche und Erwachsene und auch für Mitbetroffene anwendbar. Nur die Formulierung muss dem Entwicklungs- und Kenntnisstand des Gegenübers angepasst werden. Und das Ende wurde für die Arbeit mit Betroffenen erweitert. Sie ist hier zum ersten Mal veröffentlicht.

INFO 21 Umgang mit Angst

Dieses Kapitel thematisiert die sehr unterschiedlichen Ängste der Kinder und Jugendlichen, die nach dem Sprechen über das Erlebte auftauchen können, und die daraus folgenden differenzierten Handlungsnotwendigkeiten.

INFO 22 Umgang mit Trauer und Wut

Trauer und Wut sind natürliche und angemessene Gefühle nach Gewalt- und Vernachlässigungserfahrungen, werden aber von Betroffenen oft als bedrohlich erlebt. Dieses Infoblatt gibt Anregungen für den therapeutischen Umgang.

AB 24 Selbstwert

In diesem Arbeitsblatt werden Reflexionsanregungen gegeben, die Selbstwertminderungen im Kontext von Kindeswohlgefährdungen entgegenwirken können.

AB 25 Wenn es zu Hause eng wird: Ressourcenkarten

Hier werden Ressourcen im näheren und weiteren Umfeld des Kindes / Jugendlichen und Notfallkärtchen erarbeitet.

AB 26 Meine wunderbare Familie

Der Familienbaum gibt die bildhafte Möglichkeit, alle guten Erfahrungen und geliebten Menschen einer Familie sichtbar zu machen und zu gestalten.

AB 27 Das Ressourcenschiff

Das Ressourcenschiff symbolisiert, dass Leben nur gelingt, wenn die sehr unterschiedlichen Aufgaben und Fähigkeiten besetzt sind und gewürdigt werden.

AB 28 Die Arbeit des Jugendamtes

Im Zusammenhang mit Kindeswohlgefährdungen kann es notwendig sein, Kindern und Jugendlichen die Arbeit und die Vorgehensweise des Jugendamtes zu vermitteln. Dieses Arbeitsblatt stellt wichtige Infos hierzu für Kinder und Jugendliche zusammen. Die Inhalte müssen möglicherweise altersabhängig modifiziert werden.

Beziehungsangemessene Therapiegestaltung mit Kindern und Jugendlichen, die Kindeswohlgefährdungen erfahren haben

Kinder und Jugendliche, die unter kindeswohlgefährdenden Bedingungen aufwachsen oder aufgewachsen sind, sind häufig beziehungsmäßig schwer zu erreichen. Sie haben möglicherweise dauerhaft erfahren, dass man sich auf Personen, die Nähe herstellen, nicht verlassen kann, dass sie einem schaden können oder dass sie einem Zuneigung und Liebe jederzeit wieder entziehen können. Vor dem Hintergrund dieser Lebenserfahrungen zeigen sie häufig nachvollziehbare Vorsicht beim Aufbau neuer Beziehungen, da sie gelernt haben, Beziehungen in dieser Weise zu misstrauen.

Nach Brisch (2019) lassen sich verschiedene typische Phasen des Bindungsaufbaus zu neuen Bezugspersonen unterscheiden (vgl. auch Borg-Laufs et al., 2025). Wir wollen den Beziehungsaufbau zu betroffenen Kindern und Jugendlichen hier als Kontinuum verstehen, in dem wir uns als Psychotherapeut:innen mit den Kindern bewegen.

Dabei ist diese therapeutische Arbeit zu unterscheiden von Gesprächen über den Missbrauch oder die Misshandlung, die noch notwendig sind, um Schritte zur Sicherung des Kindeswohls umsetzen zu können. Diese Gespräche dienen der Informationsgewinnung, was den Kindern und Jugendlichen klar zu vermitteln ist, und finden in einer ruhigen und sachlichen Atmosphäre statt, mit viel Verständnis für die Gefühlslage der Kinder. Die Kinder wissen, dass sie nach diesem Gespräch erst einmal wieder ihre Ruhe haben.

Die nachfolgenden Materialien sollen helfen, einzuschätzen, an welcher Stelle dieses Prozesses Sie sich gerade mit dem von Ihnen behandelten Kind befinden und welche Haltungen und Handlungsweisen an dieser Stelle des therapeutischen Prozesses sinnvoll sind.

In der ersten Spalte werden verschiedene Verhaltensmodi der betroffenen Kinder und Jugendlichen benannt. Konkret bedeuten diese: **Primäre Bindungsvermeidung** zeigen Kinder oder Jugendliche, die ihre erworbenen Überlebensstrategien im therapeutischen Kontakt offensichtlich ausleben, sich durch Aggression oder Zurückhaltung die Therapeutin oder den Therapeuten vom Leib halten. Gegebenenfalls wird dieses Verhalten durch Momente des Zulassens von Beziehung unterbrochen (**Primäre Bindungsambivalenz**), was aber nicht als zu großer Fortschritt missinterpretiert werden darf. Manche Kinder oder Jugendliche wählen auch eine **Strategie der Unterwerfung**, d. h., sie zeigen sich angepasst und »folgsam«, allerdings nicht aufgrund von Vertrauen, sondern motiviert durch Angst. Diese drei Verhaltensmuster zeigen, dass die therapeutische Beziehung noch nicht belastbar ist. Vorsichtige Strategien, wie in der Spalte 3 der Tabelle angedeutet, sind hier das Mittel der Wahl. Sicherheit und Halt stehen im Vordergrund. Steigende **Offenheit** auch bei »schwierigeren« Themen, häufig gepaart mit **testendem Verhalten** in Form von Aggression oder Abwertung gegenüber der Therapeutin oder dem Therapeuten, deutet einen Fortschritt in der Beziehung an. Jetzt können (s. Spalte 3) wichtige Regeln und Strukturen liebevoll-konsequent durchgesetzt werden, dennoch steht das Erleben von Sicherheit weiterhin im Vordergrund. Weiter **wachsende Offenheit** bei schwierigen Themen und nur noch selteneren **Impulsdurchbrüchen** können als Zeichen gesehen werden, dass nun persönliche Themen konkreter besprochen werden können und insbesondere Emotionsregulation eingeübt werden kann (Spalte 3). Wirklich anspruchsvolle, persönlich belastende Themen sowie die belastende Auseinandersetzung mit der eigenen Biografie (Spalte 3) sind Themen, die erst dann therapeutisch angegangen werden sollten, wenn die Beziehung primär durch **Vertrauen** und immer wieder **sicheres Einlassen auf Beziehungsangebote** stabil erscheint. Nicht mit jeder Patientin oder mit jedem Patienten wird diese Phase erreicht werden können.

Beziehungsangemessene Therapiegestaltung mit Kindern und Jugendlichen, die Kindeswohlgefährdungen erfahren haben

In der zweiten Spalte können Sie mit einem Datum markieren, wann Sie welche Einschätzung hinsichtlich der Beziehungsqualität haben. Dazu tragen Sie das Datum einfach neben den jeweils passenden Eintrag in Spalte 1 ein.

In der vierten Spalte können die allgemeinen Hinweise aus Spalte 3 für den jeweiligen Einzelfall konkretisiert notiert werden. Was genau wollen Sie tun, um mit diesem Patienten bzw. dieser Patientin vorsichtig die Beziehung zu stärken, wie genau wollen Sie Sicherheit vermitteln, welche Regeln sollen liebevoll-konsequent umgesetzt werden, welche Methoden zur Emotionsregulation angewendet werden, welche biografischen Themen bearbeitet werden?

Beziehungsangemessene Therapiegestaltung mit Kindern und Jugendlichen, die Kindeswohlgefährdungen erfahren haben

<table>
<tr><th colspan="3">Patient:in:</th><th>Therapeut:in:</th></tr>
<tr><th>Beschreibung des Verhaltens</th><th>Datum</th><th>Hinweise zum Vorgehen</th><th>Konkrete einzelfallbezogene Handlungsideen</th></tr>
<tr><td>Primäre Bindungsvermeidung</td><td rowspan="7"></td><td rowspan="3">vorsichtiger Beziehungsaufbau, keine starken Konfrontationen, vor allem Sicherheit und Halt geben, lösungs- und ressourcenorientiertes Vorgehen</td><td rowspan="3"></td></tr>
<tr><td>Primäre Bindungsambivalenz</td></tr>
<tr><td>Strategie der »Unterwerfung«</td></tr>
<tr><td>Testendes Verhalten im Vordergrund, aber auch Offenheit</td><td>Sicherheit weiter im Vordergrund, vorsichtige Intensivierung der Beziehung, Konfrontation mit »schwierigeren« Themen noch mit Zurückhaltung, sinnvolle Regeln und Grenzen setzen und gelassen durchsetzen</td><td></td></tr>
<tr><td>Wachsende Offenheit, evtl. gelegentliche Impulsdurchbrüche</td><td>sicheres Beziehungsangebot auch bei Impulsdurchbrüchen, Emotionsregulation bearbeiten, persönliche Themen mit mehr Tiefe besprechen</td><td></td></tr>
<tr><td>Vertrauen, sicheres Einlassen auf Beziehungsangebote</td><td>erst jetzt emotional anspruchsvolle Themen in voller Tiefe bearbeiten, Biografiearbeit, emotionale Unterstützung</td><td></td></tr>
</table>

Anleitung zum Sprechen über kindeswohlgefährdende Ereignisse

Das Erleben von Grenzverletzungen, übergriffigem oder gewalttätigem Verhalten führt bei Kindern und Jugendlichen, wie in **INFO 15** »Das Schweigen der Kinder – Gesprächsführung bei Verdacht auf Kindeswohlgefährdung« dargestellt, oft zu Schamgefühlen, dem Gefühl, »selbst schuld zu sein«, oder dem Gefühl, dass dieses Verhalten der Erwachsenen »normal« sei. Eine Mehrheit von Kindern, Jugendlichen und jungen Erwachsenen mit Missbrauchs- oder Misshandlungserfahrungen schreibt sich selbst die Verantwortung zu, bei Kindern und Jugendlichen mit Vernachlässigungserfahrungen scheint dies weniger der Fall zu sein (Kindler, 2023). Das Sprechen darüber und damit auch das Öffentlichmachen bringt sie in einen Loyalitätskonflikt gegenüber Erwachsenen, insbesondere wenn kindeswohlgefährdende Verhaltensweisen im familiären Kontext auftreten. Dies gilt v. a. bei sexuellen Missbrauchserfahrungen.

Im therapeutischen Bereich und insgesamt im Rahmen von Kinderschutzverfahren besteht manchmal die Befürchtung, dass es durch das Ansprechen der Thematik zur Retraumatisierung, zum Triggern traumatisierender Erlebnisse oder zu einem Anstoßen von Falschaussagen kommen kann. Weiter besteht die Frage, ob es durch das Gespräch über kindeswohlgefährdende Verhaltensweisen im therapeutischen oder pädagogischen Kontext zu einer Beeinträchtigung der Glaubhaftigkeit und damit zu einer eingeschränkten Gerichtsverwertbarkeit in möglichen Strafprozessen kommt (suggestive Einflüsse durch Psychotherapie). Vor allem Letzteres wird wissenschaftlich entkräftet (Kindler, 2023), auch wenn diese Ergebnisse im therapeutischen Vorgehen im Einzelfall hinterfragt werden. Vielmehr ist die fachliche Unterstützung und Begleitung der Möglichkeit, über kindeswohlgefährdende Umstände und Vorfälle zu sprechen, im Kinderschutzverfahren als wichtiges Vorgehen zu werten (Kindler, 2012).

Wichtige Gründe dafür sind:

- Kinder und Jugendliche öffnen sich in einem therapeutischen Vertrauensverhältnis oft mehr als z. B. in einem gerichtlichen Anhörungsverfahren. Es hat sich gezeigt, dass dem Entwicklungsstand eines Kindes entsprechende, nachvollziehbare und (bei Nachfragen) vom Kind ergänzbare Angaben zu Erfahrungen von Missbrauch, Misshandlung oder Vernachlässigung in der Regel vertrauenswürdig sind und nur selten durch entgegenstehende Tatsachen entwertet werden (Unterstaller, 2006), sofern nicht vor oder bei Befragungen ein erheblicher suggestiver Einfluss auf das Kind ausgeübt wurde.
- Aussagen von betroffenen Kindern / Jugendlichen sind für das Schutzhandeln durch das Jugendamt oder das Familiengericht von hoher Bedeutung.
- Das Gespräch ist nicht nur Informationsquelle über kindeswohlgefährdende Ereignisse, sondern eröffnet Kindern und Jugendlichen die Möglichkeit, in ihren Bewältigungsanstrengungen und Verstehensversuchen sichtbar zu werden.
- Eine dem Entwicklungsstand entsprechende Befragung zu kindeswohlgefährdenden Erfahrungen ist in der Regel vertrauenswürdig und die Gerichtsverwertbarkeit dadurch nicht beeinträchtigt.
- Gespräche zu belastenden Erlebnissen können zwar als aufregend erlebt werden, stärkere Belastungsreaktionen erfolgen aber meist nicht (Kindler, 2023).

Anleitung zum Sprechen über kindeswohlgefährdende Ereignisse

Gesprächsregeln

- Sprechen Sie bei Hinweisen auf mögliche kindeswohlgefährdende Situationen Themen altersentsprechend und deutlich an, z. B.:
  »Manche Erwachsene oder Jugendliche fassen Kinder blöd an, z. B. an der Scheide oder am Penis oder am Po. Manchmal starren sie die Kinder auch an oder wollen Fotos oder Videos machen«.
- Das Sprechen über kindeswohlgefährdende Situationen setzt Vertrauen voraus und benötigt Zeit und Geduld. Unterstützen Sie dabei, aber drängen Sie nicht.
- Greifen Sie die Sprache des Kindes auf, z. B. für die Benennung von Geschlechtsteilen.
- Stellen Sie keine Suggestivfragen, wiederholen Sie die gleichen Fragen nicht mehrfach.
- Verdeutlichen Sie, dass Kinder Rechte haben und dass die Verletzung dieser Rechte Unrecht ist, z. B.:
  »Erwachsene oder Jugendliche dürfen das nicht, das ist verboten. Manche machen es trotzdem. Das sind manchmal auch Menschen, die man gerne mag oder die auch sonst nett sind. Manchmal versprechen diese Erwachsenen oder Jugendlichen einem auch Geschenke. Es ist trotzdem verboten.«
- Sprechen Sie an, dass bei Missbrauch oder Übergriffen auch gedroht werden kann oder das Kind eingeschüchtert wird, z. B.:
  »Erwachsene oder Jugendliche wollen auch manchmal nicht, dass Kinder davon erzählen, sie können z. B. sagen, dass dann etwas Schlimmes passiert.«
- Bieten Sie Schutzraum, ohne sich in die Schweigepflicht nehmen zu lassen, z. B.:
  »Weil das nicht in Ordnung ist und Erwachsene das nicht dürfen, kannst du mir das erzählen. Ich möchte dir gerne dabei helfen. Es kann sein, dass ich das nicht allein kann.«
- Benennen Sie die möglichen Loyalitätskonflikte oder auch Ängste bei der Offenlegung von Missbrauchs- oder Misshandlungserfahrungen, z. B.:
  »Es kann sein, dass die Erwachsenen auch gesagt haben, dass etwas Schlimmes passiert, wenn du davon erzählst. Oder vielleicht denkst du auch so, dass etwas Blödes passieren kann, wenn andere davon erfahren …«
- Verstärken Sie das Kind / den Jugendlichen, wenn eine kindeswohlgefährdende Situation offengelegt wurde, z. B.:
  »Ich kann mir vorstellen, dass es gar nicht so einfach ist, so etwas zu erzählen oder zu besprechen. Ich finde aber, dass du das super gemacht hast.«
- Besprechen Sie am Ende des Gespräches mit dem Kind, wie es ihm jetzt geht. Nehmen Sie sich vor allem Zeit, wenn das Kind Ängste benennt (vgl. **INFO 21** »Umgang mit Angst«).
- Sagen Sie dem Kind, dass man manchmal nach so einem Gespräch noch sehr aufgeregt ist, und überlegen Sie mit ihm, was ihm nach der Stunde guttun würde.
- Sagen Sie ihm, dass es sich keine Sorgen machen muss, wenn es diese Nacht schlecht schläft oder träumt. Das ist normal und hört wieder auf.
- Dokumentieren Sie die Gespräche, auch mit den gestellten Nachfragen.

Dokumentationsbogen: Äußerungen zu kindeswohlgefährdenden Erfahrungen / Ereignissen

Äußerungen zu kindeswohlgefährdenden Erfahrungen / Ereignissen:
Dokumentation von Nachfragen:
Geäußerte Befürchtungen des Kindes / Jugendlichen: **Was könnte passieren, wenn ich darüber spreche?**
Mitgeteilte Drohungen durch das Kind / Jugendlichen: **Was hat jemand gesagt, dass es passiert, wenn ich darüber spreche?**

Meine Rechte

Damit Kinder und Jugendliche gesund und sicher groß werden können, haben sie Rechte, die für alle Kinder und Jugendlichen gelten. Diese Rechte dürfen nicht verletzt werden. Lass uns zusammen überlegen, welche Rechte das sind, wie man erkennt, dass diese Rechte beachtet werden und wie sie auch verletzt werden.

Mein Recht auf …	**Wie wird das Recht umgesetzt?**	**Was fällt dir noch ein, wie das Recht umgesetzt wird?**	**Was verletzt das Recht?**
Gleichbehandlung	z. B. keine Benachteiligung, weil man ein Mädchen ist, weil man ein Kopftuch trägt, weil man eine körperliche Behinderung hat …		
Gesundheit	z. B. Arztbesuche, Einnahme notwendiger Medikamente, medizinische Versorgung …		
Bildung und Ausbildung	z. B. regelmäßiger Schulbesuch, Zeit für die Hausaufgaben …		
Freizeit, Spiel und Erholung	z. B. Spielzeit für sich, Freizeitaktivitäten, Sportverein		
Privatsphäre und gewaltfreie Erziehung	z. B. sich ins Zimmer zurückziehen zu können … nicht geschlagen werden, nicht entwürdigt werden …		

Meine Rechte

Mein Recht auf ...	Wie wird das Recht umgesetzt?	Was fällt dir noch ein, wie das Recht umgesetzt wird?	Was verletzt das Recht?
Fürsorge und sichere Erziehung	z. B. genug zu essen, Schutz vor Gefahren …		
sich zu informieren und sich mitteilen zu können	z. B. Nachrichten hören …		
elterliche Fürsorge und sicheres Zuhause	z. B., dass die Eltern sich kümmern, dass es keine Gefahrenquellen zu Hause gibt …		
Betreuung bei Behinderung	z. B. Hilfsmittel bei einer Behinderung …		

Onlinematerialien zur Erarbeitung von Kinderrechten

- Erklärvideo des Kinderhilfswerkes:
  »Die Kinderrechte« – neuer Erklärfilm für dich! | kindersache
- Kinderrechtekoffer des Kinderhilfswerkes:
  Informationsmaterialien – kinderrechte.de
- Broschüre für Kindergartenkinder des Frankfurter Kinderbüros:
  Kinderrechte_Kindergarten_2017.pdf
- Broschüre für Grundschulkinder des Frankfurter Kinderbüros:
  Kinderrechte_Grundschule_2017.pdf
- Broschüre für Jugendliche des Frankfurter Kinderbüros:
  Kinderrechte_Jugendliche_2017.pdf
- Materialien von UNICEF (Poster, Bilder- und Malbücher, Kartenspiel …):
  Unterrichtsmaterial Kinderrechte | UNICEF Infothek

Förderung eigener Werte beim Kind

Kinder lernen und übernehmen in den Misshandlungssituationen die Argumentationen der gewalttätigen Erwachsenen und verlieren dabei ihr eigenes Wertesystem. Dieses Infoblatt gibt Anregungen, solche unangemessenen Werte zu erkennen und zu korrigieren.

- Ich muss dich schlagen, weil du böse, unerzogen … bist und ich dich zu einem guten Menschen machen muss / will.
- Ich muss Sex mit dir machen, weil du das willst, weil du nichts Besseres verdient hast, weil du so verführerisch bist.
- Ich kann mich nicht um dich kümmern, weil ich zu krank dazu bin, weil andere Dinge wichtiger sind, weil du mich krank gemacht hast …

Das Kind lernt bei diesen Argumenten nicht nur, dass es selbst verantwortlich ist für das, was geschieht. Es lernt, dass das, was die Erwachsenen machen, gut ist, egal, wie es sich anfühlt. Es lernt, dass die eigenen elenden und schlechten Gefühle gar nicht wirklich sind, weil ja nichts wirklich Schlimmes passiert. In Wirklichkeit, so wird ihm vermittelt, geht es den Eltern schlecht. Es weiß schließlich nicht mehr, was gute und was schlechte Handlungen sind. Es weiß nicht mehr, was gut und was schlecht ist an ihm selbst. Die eigenen Ohnmachtsgefühle in den Misshandlungssituationen werden ersetzt durch Selbstabwertung und Schuldgefühle, der Wertekanon verschiebt sich in Richtung der Selbstrechtfertigung der Eltern. Und so werden Gewalthandlungen zu guten Handlungen. So wird schwere Vernachlässigung unvermeidlich, weil Kinder nicht so wichtig sind wie andere Dinge. So wird Sex mit Kindern normal, auch wenn er nur heimlich stattfinden kann.

Diese Werte zu korrigieren, ist für die Kinder ein befreiender, aber auch ein sehr schmerzhafter und oft langwieriger Prozess. Diese grundsätzliche Korrektur aller Selbstrechtfertigungen der Eltern hin zu unseren gesellschaftlichen Werten ist dabei auch notwendig, damit Kinder sich von den Handlungen ihrer Eltern distanzieren können und nicht glauben, sie imitieren zu sollen oder dürfen. Sie müssen sich sicher sein, dass es nie gut ist, wenn Erwachsene Kinder schlagen, oder dass es immer strafbar ist, wenn Erwachsene Sex mit Kindern haben. Sie müssen davon überzeugt sein, dass alle Kinder es verdient haben, gut behütet und gewaltfrei aufzuwachsen, mit ausreichend Nahrung versorgt zu werden, medizinisch versorgt zu werden und Bildung für ihren Wissenshunger zu bekommen.

Therapeutisches Basishandeln ist unsere grundsätzliche Wertschätzung für das Kind, seine Gefühle und Bedürfnisse. Es kann aber sinnvoll sein, die Werte der Kinder auch direkt zum Thema zu machen. Dafür eignen sich die Kinderrechte (vgl. **AB 16** »Meine Rechte«), die alle Themen behandeln und deutlich machen, dass es nicht beliebig ist, wie Eltern ihre Kinder behandeln. Die Kinderrechte gelten tatsächlich weltweit. Viele Länder hatten sie lange vor Deutschland ratifiziert.

Bei Kindern, die vor allem Begründungen aus der Bibel und dem Koran gehört haben (»Wer sein Kind liebt, der züchtigt es«), empfiehlt es sich, Theolog:innen oder Imame hinzuzuziehen, damit das Kind mit einer geistlichen Autorität sprechen kann. Es kann sein, dass die »unwissenden« Therapeut:innen zu diesen Themen nicht ernst genommen werden können.

Leitfragen für Gespräch und Spiel – eigene Werte

Diese Leitfragen helfen bei der Exploration und Korrektur der Werte der Kinder und Jugendlichen.

Was dürfen Kinder alles tun?

....

....

....

....

Was dürfen Eltern tun?

....

....

....

....

Wann ist ein Kind ein gutes, wunderbares, tolles … Kind?

....

....

....

....

Was haben meine Eltern richtig gut gemacht?

....

....

....

....

INFO 19 • T

Was ist erlaubt und was ist verboten: Gos und No-Gos

Im Kontakt mit Erwachsenen oder auch älteren Kindern und Jugendlichen fällt es Kindern oft schwer, zu unterscheiden, welche körperlichen Kontakte okay und welche übergriffig / grenzverletzend sind. Dabei kann dies individuell sehr unterschiedlich sein, welcher körperliche Kontakt von Kindern als angemessen empfunden wird. Jenseits der individuellen Variabilität gibt es körperliche Kontakte, die absolute »No-Gos« sind und strafrechtliche Relevanz haben können. Auch Erwachsenen gelingt die Einschätzung, welche Berührungen oder Kontakte von den Kindern als angenehm empfunden und welche übergriffig sind, nicht immer gut. Dabei gibt es keine generellen und universellen Regelungen, da dies z. B. vom Alter des Kindes / Jugendlichen, von den individuellen Besonderheiten des Kindes und von der Beziehung, in der ein Kind / Jugendliche:r zum Erwachsenen steht, abhängt.

Wie die Nähe-Regulation sind auch die Erziehungsmittel bei als inadäquat erlebten Verhaltensweisen und die Konsequenzen auf unerwünschtes Verhalten des Kindes geprägt von der eigenen Sozialisation der Eltern.

Die folgenden Materialien sollen unterstützen, die Regulation körperlicher Kontakte bewusst zu machen, »No-Gos« in der körperlichen Interaktion zu definieren und kindeswohlgefährdende erzieherische Verhaltensweisen zu identifizieren.

Die folgenden Materialien sollen unterstützen,

- angenehme und unangenehme sowie verbotene körperliche Kontakte mit dem Kind / Jugendlichen zu identifizieren
- die körperlichen Kontakte von Eltern zu reflektieren und
- Erfahrungen der Eltern bzgl. der körperlichen Kontaktgestaltung und des Erziehungsverhaltens in der eigenen Entwicklungsgeschichte zu reflektieren.

Gos und No-Gos bei körperlichen Kontakten – Kinder

Wie Erwachsene mit Kindern umgehen dürfen, wie sie z. B. die Kinder berühren oder liebkosen, hängt davon ab, wie gut sie sich kennen und was Kinder mögen. Manche Berührungen sind auch verboten.

	Was ich mag	Was ich nicht mag	Was verboten ist
Menschen, die ich gut kenne, z. B. …	z. B. in den Arm nehmen, küssen, streicheln …		z. B. zwischen den Beinen streicheln
Menschen, die ich nicht so gut kenne, z. B. …			

Basiswissen zu Voraussetzungen und Dynamik der Gewalt – Grundprinzipien und Handlungsleitfäden für die Therapie

Wenn Gewalt die Ursache der Kindeswohlgefährdung ist, folgt sie in der Regel einem immer ähnlichen Muster der Verantwortungsverschiebung, angefangen von der Selbsterlaubnis bis zu Bedrohung und Schweigegebot. Dieses Informationsblatt bietet Gesprächsleitfäden sowohl für die therapeutische Arbeit mit übergriffigen und gewalttätigen Kindern und Jugendlichen als auch für die Arbeit mit den Betroffenen.

Gewalt gegen Kinder wird in Deutschland nicht mehr toleriert. Heute erschreckt es eher, dass die selbstverständliche Gewalt gegen Kinder z. B. in der Form des Rechtes auf Züchtigung in der eingeschränkten Form noch keine 25 Jahre vorbei ist, in der Form des umfassenden väterlichen Rechts auf Züchtigung noch keine 100 Jahre. Die Sensibilisierung in der Gesellschaft und ihren Institutionen für das Wohl des Kindes hat schließlich im Jahr 2000 zum Recht auf gewaltfreie Erziehung geführt. Dieser gesellschaftliche Hintergrund ist entscheidend für das Vorgehen der Angreifer:innen. Je stärker eine Handlung verboten, geächtet oder / und strafbewehrt ist, umso mehr Energie muss in die Geheimhaltung gesteckt werden. Das ist für jedwede Intervention bei sexuellem Missbrauch relevant, aber auch bei anderen Formen der häuslichen Gewalt, denn die Kinder stehen immer unter massivem Geheimhaltungsdruck, selbst dann, wenn sie selbst Hilfe suchen.

Das tyrannische Dreieck

Jede gewalttätige und damit verbotene Handlung folgt dem Prinzip des tyrannischen Dreiecks: Zusätzlich zum Wunsch, Gewalt auszuüben, muss die Möglichkeit gegeben sein. Und die ist gegeben, wenn das geplante Opfer aus irgendeinem Grund in seinem Widerstand geschwächt oder kein Widerstand aufgrund des Kräfteverhältnisses möglich ist, **und** zugleich ein zeugenfreier Raum besteht. Hier ist es wichtig, dass nur die Zeug:innen gezählt werden, die auch handlungsfähig sein können oder wollen, also keine kleinen Kinder, keine Abhängigen, keine stark beeinträchtigten Menschen und natürlich keine Mittäter:innen. Wichtig für die Zeugenschaft ist noch, ob die Zeug:innen tatsächlich etwas beobachten und auch angemessen interpretieren konnten.

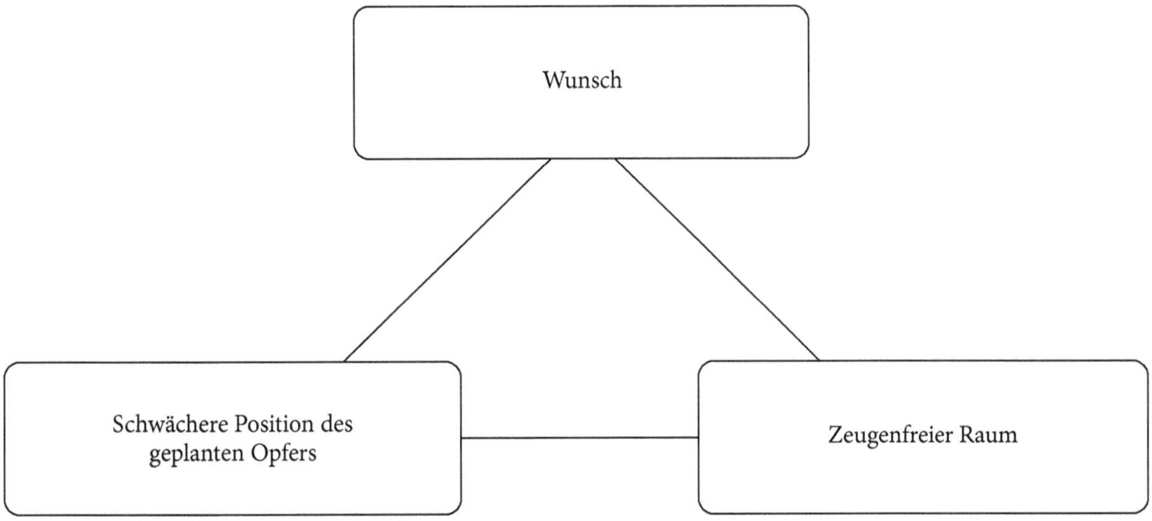

Das tyrannische Dreieck

Basiswissen zu Voraussetzungen und Dynamik der Gewalt – Grundprinzipien und Handlungsleitfäden für die Therapie

Dies bedeutet für jeden Täter und jede Täterin, dass er / sie das Opfer auf seine Widerstandsmöglichkeiten einschätzt und aussucht und diese dann noch weiter schwächen muss. Zum Widerstand gehört nicht nur der direkte Widerstand, sondern auch die Fähigkeit und Möglichkeit, sich im Nachhinein Hilfe zu holen. Darum wird so viel Druck auf die Betroffenen ausgeübt, in jedem Fall zu schweigen.

4-Stufen-Modell der (sexualisierten) Gewalt

David Finkelhor (1984) hat diese Strategien (preconditions) in einem Vier-Stufen-Modell beschrieben. Die ersten beiden Stufen finden im Kopf der Täter:innen statt.

(1) Imagination

Die Beschäftigung mit dem Wunsch, sexuell zu missbrauchen (oder andere Gewalt auszuüben) in der Fantasie, d. h., der Wunsch wird gepflegt und die Tat z. B. durch Masturbationsfantasien u. U. geübt.

(2) Selbsterlaubnis

Die Selbsterlaubnis beschreibt die Gedanken, mit deren Hilfe Menschen sich klarmachen können, dass sie nicht etwas wirklich Schlechtes tun, wenn sie umsetzen, woran sie denken. Denn genau wie andere Menschen wollen auch gewalttätige Menschen gute Menschen sein. Manchmal sagen die Täter:innen ihre Selbsterlaubnisse den Betroffenen: »Du willst das doch auch«, »Wir lieben uns so sehr«, »Das ist eine Strafe für dich, weil …«, »Deine Mutter hat es nicht besser verdient« als mögliche Gründe für sexuellen Missbrauch; »Durch dein Tun zwingst du mich, dich zu schlagen, dir nichts zu essen zu geben …«, »Ich bin so krank, ich kann mich nicht um dich kümmern …« für Misshandlung und Vernachlässigung. Wenn den Betroffenen diese zumeist abstrusen Begründungen (oft wiederholt) gesagt worden sind, sind sie in der Regel therapierelevant in der Bearbeitung von Schuld- und Schamgefühlen und der Selbstbewertung.

(3) Zeugenfreier Raum

Die Organisation eines zeugenfreien Raumes erfordert erkennbares Handeln oder das Ausnutzen von Situationen, d. h., über die Analyse einer konkreten Missbrauchssituation kann die Realität von objektiver Schuld und Verantwortung wiederhergestellt werden. Das ist wichtig für eigene Schuldgefühle, aber auch für Schuldzuschreibungen, die Betroffene in der eigenen Familie, der Nachbarschaft, der Kita oder der Schule … erleben.

(4) Das Kind zum Mitmachen bewegen

Das Kind zum Mitmachen zu bewegen, ist auch bei sexuellem Missbrauch keineswegs selbstverständlich. Kinder vergessen aber oft, dass und wie sie sich gewehrt haben. Auch misshandelte Kinder tun alles, um der Misshandlung zu entkommen oder sie zu vermeiden. Es erhöht deutlich ihr Selbstwertgefühl und ihr Gefühl der Selbstwirksamkeit, wenn sie erkennen können, dass sie alles in ihrer Macht Stehende getan haben. Gleichzeitig erhöht es ihr Gefühl der Ohnmacht, wenn sie erkennen müssen, dass sie wirklich keine Chance hatten. Und der Täter / die Täterin erscheint deutlich monströser, wenn die Betroffenen begreifen, wie diese vorgegangen sind. Darum ist die Arbeit an diesem Thema besonders schmerzhaft, dauert lange und erzeugt immer wieder Widerstände.

Basiswissen zu Voraussetzungen und Dynamik der Gewalt – Grundprinzipien und Handlungsleitfäden für die Therapie

Dass Betroffene sich selbst an der erlittenen Gewalt die Schuld geben, hat viele Ursachen: das Entwicklungsalter der Kinder, die Unerträglichkeit des Gefühls starker Ohnmacht, den Wunsch, die Täter:innen irgendwie positiv und liebenswert zu behalten (Illusion der guten Bindungsperson), die Schuldzuschreibung der Umwelt u. a. Diese Ursachen sind alle notwendige Therapiethemen, um die erlittene Gewalt objektiver zu sehen. In diesem Zusammenhang ist es zwingend, sich auch die von dem Täter / der Täterin induzierten Zuschreibungen genauer anzusehen, denn sie können immer wieder dazu führen, dass das Kind vor Schuldgefühlen und Angst doch nicht alles sagt oder sogar Aussagen wieder zurücknimmt. In der Therapie dienen diese Fragen dazu, den Betroffenen zu helfen, sich selbst und auch den Täter / die Täterin realistisch zu sehen, was ein wichtiger Schritt zur Heilung ist. In der Krisenintervention sollen sie dem Kind die Sicherheit geben, dass die Helfenden die Problematik verstehen, dass sie ihm glauben und die Schuld ausschließlich dem Täter / der Täterin geben.

AB 19 • T K J

Fragen zum Handeln in der Fantasie

Gerade bei sexuellem Missbrauch beginnt der Übergriff im Kopf. Tage- oder auch jahrelange Phasen der sexuellen Handlungen in der Fantasie gehen den meisten Übergriffen voraus. Im Folgenden sind Fragen, wie sie an übergriffige Menschen gestellt werden. Die Betroffenen können hierzu nichts sagen. Aber für die Therapeut:innen stellen diese möglichen Fragen ein wichtiges Hintergrundwissen dar, um die Dynamik der Gewalthandlung zu verstehen. Die sadistische und sexuelle Gewalt geschieht nicht spontan.

- Wann haben Sie / hast du zum ersten Mal an die ausgeübten Taten gedacht? Gab es dafür einen Auslöser?
- Wie fühlte sich der Gedanke an?
- Haben Sie / Hast du mit jemandem darüber gesprochen?
- Wie detailliert haben Sie sich / hast du dir die Taten vorgestellt?
- Haben Sie sich / Hast du dir dabei bestimmte Kinder vorgestellt?
- Hat sich das verändert (intensiver oder weniger intensiv, wurde es detailreicher, kamen neue Handlungen dazu …)?
- Haben Sie / Hast du jemals dazu masturbiert?
- Haben Sie / Hast du Bildmaterial benutzt?
- Haben Sie / Hast du die Handlungen an Puppen, Tieren o. Ä. durchgeführt (oder an anderen Kindern als dem eigentlich erwünschten)?

Interviewleitfaden zur Selbsterlaubnis

Menschen rechtfertigen sich vor sich selbst, wenn sie etwas Schlechtes oder Verbotenes tun. Hier sind Fragemöglichkeiten für übergriffige Menschen nach ihren Selbstrechtfertigungen.

Die Fragen für Betroffene richten sich auf das, was ihnen während der Gewalthandlung gesagt wurde. Darüber erfahren Therapeut:innen oft die Gedankengänge der Täter:innen und können Betroffenen besser helfen, diese Schuldverschiebung zu verstehen.

Fragen für Täter:innen

- Was waren Ihre / deine Gedanken, als Sie / du das erste Mal gedacht haben, ich darf es doch tun?
- Wie haben sich diese Gedanken weiterentwickelt?
- Gab es Zweifel?
- Wie sind Sie / bist du mit Ihren / deinen Zweifeln umgegangen?

Fragen für Betroffene

Was hat er / sie gesagt, wenn er / sie Sex mit dir gemacht hat oder dich geschlagen oder anders gequält hat?

....

....

....

....

....

....

War es immer dasselbe oder bei verschiedenen Handlungen oder zu verschiedenen Zeiten unterschiedliche Sätze?

....

....

....

....

....

....

Interviewleitfaden zur Selbsterlaubnis

Glaubst du das, was er / sie gesagt hat? Oft sagen sie ja, das Kind hätte das gewollt oder verdient.

....

....

....

....

Ist das ein ausreichender Grund, so etwas zu tun?

....

....

....

....

Gibt es überhaupt einen Grund, mit Kindern so etwas zu machen?

....

....

....

....

Was kann ein Kind tun, um so etwas zu verdienen?

....

....

....

....

....

Interviewleitfaden zum zeugenfreien Raum

Gewalt geschieht ohne Zeug:innen, die eingreifen können. Hier sind Fragen für übergriffige Menschen, wie sie den zeugenfreien Raum sichergestellt haben, und für Betroffene, wie sie die Situationen wahrgenommen haben.

Fragen für Täter:innen

- Wie haben Sie / hat du sichergestellt, dass niemand oder nur bestimmte Menschen kommen würden?
- Was waren Ihre / deine Ausreden, falls doch jemand gekommen wäre?
- Was haben Sie / hast du getan, um das Kind unglaubwürdig zu machen?
- Was haben Sie / hast du getan, damit niemand Sie / dich verdächtigt?

Fragen für Betroffene

Waren Menschen in der Nähe?

....

....

....

....

....

....

....

Was genau konnten diese hören oder sehen?

....

....

....

....

....

....

....

Interviewleitfaden zum zeugenfreien Raum

Reichte das aus, um sexuellen Missbrauch, Misshandlung, Vernachlässigung zu erkennen?

....

....

....

....

Was hat der Täter / die Täterin gemacht, damit sie nicht verstehen oder nicht glauben, was sie sehen oder hören?

....

....

....

....

Was hat der Täter / die Täterin gemacht, damit sie denken, dass er ein toller, liebenswerter Mensch ist?

....

....

....

....

....

Was hat der Täter / die Täterin gemacht, damit Menschen dir nicht glauben?

....

....

....

....

....

Interviewleitfaden zu den Techniken, das Kind zum Mitmachen zu bewegen

Alle Kinder leisten Widerstand gegen Gewalt, so gut es für sie geht. Hier sind Fragen an übergriffige Menschen, wie sie den Widerstand gebrochen haben, und an Betroffene, wie sie versucht haben, Widerstand zu leisten und was dann geschah.

Fragen für die Täter:innen

- Wie haben Sie / hast du das Kind zum Mitmachen bewegt?
- Wie sind Sie / bist du mit seiner Abwehr umgegangen?
- Wie haben Sie / hast du dafür gesorgt, dass es nicht wegläuft und Hilfe holt?
- Wie haben Sie / hast du dafür gesorgt, dass es Angst hat, zu sprechen?

Fragen für Betroffene

Was hast du gesagt, damit er / sie hört, dass du das nicht willst? Was hat er / sie dann gesagt oder getan?

....

....

....

....

Wenn du nichts gesagt hast, welche Gründe hattest du dafür?

....

....

....

....

Woran konnte er / sie merken, dass du das nicht willst? Es gibt Körpersprache, und Handlungen sind auch eine Sprache.

....

....

....

....

Interviewleitfaden zu den Techniken, das Kind zum Mitmachen zu bewegen

Hast du etwas gemacht, damit er / sie dich nicht findet oder nicht mit dir allein ist?

....

....

....

....

....

Was hat er / sie gesagt, damit du nichts verrätst?

....

....

....

....

....

....

Gibt es etwas, womit er / sie dir Angst gemacht hat?

....

....

....

....

....

....

Arbeit an Schuldgefühlen mithilfe von Schuldsteinen

Betroffene von körperlicher oder sexueller Gewalt und auch Mitbetroffene von häuslicher Gewalt fühlen sich sehr häufig selbst schuldig für das, was ihnen oder der direkt betroffenen Familienperson angetan wurde. Dieses Arbeitsblatt schildert ein im Alltag einer Beratungsstelle entwickeltes Verfahren, solche unangemessenen Schuldgefühle zu thematisieren und zu verändern.

Gedanken wie »Ich hätte mich besser wehren müssen«, »Ich hätte ja ›Nein‹ sagen können«, »Ich hätte ja Hilfe holen können« und ähnliche prägen das Denken von Menschen, die innerfamiliäre Gewalt erlebt haben. Die folgende Übung ist eine Hilfe in der kognitiv-emotionalen Auseinandersetzung mit diesen Schuldgefühlen.

Benötigtes Material: 5 oder 7 Bauklötze (ungerade Zahl, gleich groß und in gleicher Farbe). Falls keine Bauklötze vorhanden sind, gehen auch andere Gegenstände, z. B. Geldmünzen, aber sie sollten immer optisch gleich sein. Das Material soll nicht zu einer unterschiedlichen Wertung oder Interpretation einladen. Zusätzlich für den Bedarf Halbedelsteine, Steine, Muscheln, Zapfen …

Gesprächstechnik. Die grundlegende Gesprächstechnik ist der Sokratische Dialog. Wichtig ist es, die kognitiven Erkenntnisse und Veränderungen dabei immer auch im Gefühl ankommen zu lassen. Dafür braucht es Pausen, Rückfragen und bei Bedarf auch wieder Rückschritte.

Jedes Gespräch beginnt damit, dass die Bauklötze vor das Kind auf den Tisch oder den Fußboden gelegt werden mit den Worten: »Das hier sind Schuldsteine. Verteile sie doch bitte einmal so, dass ich sehen kann, wer wie viel Schuld hat an dem, was passiert ist.«

Ziel der Übung ist es, alle Schuldsteine bei dem Täter / der Täterin zu versammeln.

Durchführung. Fast immer legen die Kinder auch Schuldsteine zu sich selbst, oft mehr als zum / zur Täter:in. Für die Schuldverschiebung wird jeder einzelne Schuldstein, der beim Kind liegt, berührt oder in die Hand genommen mit der Frage »Wofür steht dieser Schuldstein?« oder »Für welche Schuld steht dieser Stein?«. Wenn das Kind verstanden hat, dass es die benannte Schuld gar nicht hat, wird der Stein zum Täter / zur Täterin gelegt, entweder durch das Kind selbst oder den / die Therapeut:in. Dann wird eine kleine Pause gemacht, damit das Kind nachspüren kann, wie sich das neue Bild auf dem Tisch anfühlt. Danach wird der nächste Stein genommen.

Arbeit an Schuldgefühlen mithilfe von Schuldsteinen

Beispiel • Antwortbeispiele in einem Gespräch mithilfe von Schuldsteinen

Kind: Ich hätte ja nicht ins Wohnzimmer gehen müssen.

T: Weil du ins Wohnzimmer gegangen bist, durfte dein Vater Sex mit dir machen?

Kind: Nein. Durfte er eigentlich nicht.

T: Genau. In ein Zimmer zu gehen, ist keine Erlaubnis. Außerdem dürfen Erwachsene in gar keinem Zimmer Sex mit Kindern machen.

Kind: Ja, nein, ich weiß nicht. Vielleicht hat er gedacht, ich will das jetzt.

T: Wenn Kinder in ein Zimmer gehen, dürfen Erwachsene Sex mit ihnen machen? *(eine allgemeine Regel bilden oder sie auf andere Kinder beziehen)*

T: Wenn du zu deinem Vater ins Zimmer gehst, muss dieser Sex mit dir machen? *(die erste Regelanfrage verschärfen)*

T: Wenn du zu deinem Vater ins Zimmer gehst, zwingst du ihn, Sex mit dir zu machen? *(die Machtverhältnisse deutlich machen)*

…

Erst wenn das Kind sicher ist, dass es die benannte Schuld nicht mehr bei sich sieht, darf der Stein bewegt werden.

Arbeit an Schuldgefühlen mithilfe von Schuldsteinen

Protokollbogen »Schuldsteine«

T: Das hier sind Schuldsteine. Verteile sie doch bitte einmal so, dass ich sehen kann, wer wie viel Schuld hat an dem, was passiert ist.

Steine beim Kind:	
Steine bei Täter / Täterin:	

Für welche Schuld steht dieser Stein? *(Stein 1)*

....

....

....

Infragestellen durch den / die Therapeut:in:

....

....

....

....

Einwand des Kindes:

....

....

....

Infragestellen durch den / die Therapeut:in:

....

....

....

....

Arbeit an Schuldgefühlen mithilfe von Schuldsteinen

Einwand des Kindes:

....

....

....

....

....

T: Dann legen wir jetzt den Stein zum Täter / zur Täterin. Möchtest du das machen?« *(Wenn nicht, macht es der / die Therapeut:in)*
Was denkst du, wenn du das so siehst?

Es folgt ein Austausch, dann wird ein neuer Stein nach demselben Muster behandelt.

Abschluss. Wenn alle Steine beim / bei der Täter:in liegen:

T: Was denkst du, wenn du das so siehst?
(Austausch)
Wie geht es dir damit, dass der Platz jetzt leer ist, an dem deine Schuldsteine lagen?

- Wenn das Kind das gut findet, sich mit dem Kind freuen.
- Wenn das Kind die Leere des Platzes beklagt, etwas Schönes an die Stelle legen. Zum Beispiel kann sich das Kind aus einer Schale mit Halbedelsteinen einen aussuchen und dorthin legen. Das Kind bekommt das Angebot, den Edelstein mit nach Hause zu nehmen.
- Stärkender ist es, dem Kind buntes Material zur Verfügung zu stellen (Edelsteine, Legos, Holztiere, Blumen …) mit der Aufgabe, Dinge zu finden, die für etwas stehen, was gut am Kind ist. Da kann es so viele Dinge anhäufen, wie ihm einfallen. Vielleicht findet es sogar etwas, das jetzt endlich wieder Raum hat, wo die Schuld weg ist.

Besonderheit: Das Kind verteilt die Schuldsteine auf mehrere Personen
Dann werden als Erstes die weiteren Personen (häufig ist es die Mutter) auf ihre Schuld befragt. Das Vorgehen ist wie bei der Bearbeitung der Kinderschuld. Nur ist bei anderen Erwachsenen zu prüfen, ob und wie viel sie wussten und ob sie Hilfeleistung unterlassen oder den sexuellen Missbrauch erzwungen haben. Entsprechend werden andere Materialien für die andere Schuld gewählt und der Schuldstein für den sexuellen Missbrauch kommt zum Vater. Erst wenn die Schuldsteine für den sexuellen Missbrauch unter den Erwachsenen verteilt sind, beginnt die Arbeit mit dem Kind.

Umgang mit Angst

Dieses Informationsblatt thematisiert die sehr unterschiedlichen Ängste der Kinder und Jugendlichen, die nach dem Sprechen über das Erlebte auftauchen können, und die daraus folgenden differenzierten Handlungsnotwendigkeiten.

Inhalte der Angst

Die Angst im Zusammenhang mit Kindeswohlgefährdung ist vielgestaltig.

- Angst vor neuer Gewalt
  - gegen die eigene Person
  - gegen die Geschwister
  - gegen die Mutter, manchmal gegen den Vater
  - vor neuem Verlassen-Sein
  - vor neuem Hunger, Durst und unversorgtem Schmerz
  - vor dem Verbot, in die Schule zu gehen
  - …

  kurz: vor allem, was die Misshandlung, den sexuellen Missbrauch oder die Vernachlässigung ausgemacht hat
- Angst davor, dass die Drohungen sich erfüllen:
  - mit noch viel härterer Gewalt vorzugehen
  - jetzt auch gegen die Geschwister gewalttätig zu werden
  - dass die Mutter die Veröffentlichung nicht (gesund) überleben wird
  - das Kind auf jeden Fall zu finden, egal wo es sich versteckt
  - vor dem Heim
- Angst vor dem Auseinanderbrechen der Familie
  - Dazu gehört insbesondere die Angst, von der Mutter verlassen zu werden.
  - Aber auch Kontaktabbrüche zu den Geschwistern und den Großeltern werden befürchtet.
- Angst, Schuld zu haben an allem, was nach dem Bekanntwerden der Misshandlung geschieht

  Der Schuldvorwurf gegen das Kind gehört immanent zur Gewalt gegen die Kinder, egal in welcher Form. Und entsprechend gehören die Schuldgefühle der Kinder dazu. Darum haben alle Kinder Angst vor jedem Hinweis, der ihnen die Schuld gibt an dem, was nach dem Bekanntwerden der Kindeswohlgefährdung geschieht. Dabei reagieren viele sehr empfindlich auch auf Sätze und Handlungen, die ganz anders gemeint waren. Mit dieser Angst scannen sie permanent alles, was die Therapeut:innen sagen und tun.
- Die immer wiederkehrende Angst, obwohl die Gefahr vorbei ist

  Die ursprünglich realen Ängste können als psychische Störung bestehen bleiben, auch wenn die reale Gefahr gebannt ist.

Umgang mit Angst

Das Vorgehen bei den unterschiedlichen Inhalten der Angst

- Zur **Angst vor neuer Gewalt** muss auf jeden Fall geprüft werden, ob das Kind wirklich in Sicherheit ist. Dazu gehören auch Situationen wie der Schulweg, Besuche bei Freunden und Freundinnen, bei Jugendlichen abendliche Treffen und Ausgehen o. Ä.
  Wenn die Misshandlung schon öffentlich ist, kann man sich auch im Kommissariat Vorbeugung bei der örtlichen Polizei Rat holen. (Wenn der Misshandlungsvorwurf noch nicht öffentlich ist, muss man bei Beratung durch die Polizei immer mitbedenken, dass diese dem Ermittlungszwang unterliegt.)
  Für niedergelassene Psychotherapeut:innen wird das häufig heißen, bezüglich dieser Sorgen mit dem Jugendamt zu kooperieren.
  Erst wenn die reale Gefährdung auszuschließen ist, kann psychotherapeutisch an der Angst gearbeitet werden (s. u.).
- Zur **Angst, dass die Drohungen sich erfüllen,** gilt zunächst das Gleiche wie bei der Angst vor neuer Gewalt. Es ist wichtig, alle Drohungen, denen das Kind ausgesetzt war, kennenzulernen. Nur dann lässt sich mit der Außenperspektive vielleicht objektiver einschätzen, welche Drohungen tatsächlich umgesetzt werden können. Nur nie vergessen: Die Kinder kennen ihre Eltern besser als wir. Ihre Sorge und Angst sind in jedem Fall ernst zu nehmen.
  Erst wenn die reale Gefährdung auszuschließen ist, kann psychotherapeutisch an der Angst gearbeitet werden (s. u.).
- **Die Angst vor dem Auseinanderbrechen der Familie** ist eine sehr realistische Angst. Hier ist die Jugendhilfe gefordert, der verbleibenden Familie so viele Hilfen wie umsetzbar anzubieten. Das Beste, was man für die Kinder machen kann, ist, ihnen die Familie so gut wie möglich zu erhalten. Hier können auch Psychotherapeut:innen mitarbeiten.
  Es kann klug sein, so viele Elterntermine in der Kindertherapie durchzuführen wie möglich, gern auch gemeinsame Termine mit Eltern(-teilen) und den Kindern. Wesentlich ist es, dass die Eltern lernen, wie sie ihren Kindern wieder Sicherheit geben können und Vertrauen in ihr Dasein als Eltern.
  Wenn die Eltern sich auf eigene Psychotherapie einlassen, kann auch das sehr hilfreich sein. Gerade die nicht gewalttätigen Eltern haben häufig mit massiven Schuldgefühlen zu kämpfen oder auch mit eigenen Gewalterfahrungen in der Kindheit. Solange sie mit sich beschäftigt sind, können sie sich nicht wirklich um ihre Kinder kümmern. Darum ist es für die Kinder gut und richtig, die Eltern wieder so schnell wie möglich erziehungs- und bindungsfähig zu machen.
- **Die Angst, Schuld zu haben an allem, was nach dem Bekanntwerden der Misshandlung geschieht,** ist ein originäres Therapiethema, denn die Kinder haben in keinem Fall Schuld. Und hier sind der Kreativität keine Grenzen gesetzt. Rein rational ist die Sache klar. Rational verstehen das auch die Kinder. Doch dann folgt häufig das »Ja, aber«. Wenn man an dem, was geschah und geschieht, keine Schuld hatte und hat, ist man einfach sehr hilflos und ausgeliefert. Und das sind furchtbare Gefühle.
  - **Sokratischer Dialog:** Die Kernbotschaft muss daher sein, dass alles, was nach dem Bekanntwerden geschieht, nur deshalb geschieht, weil vorher die Gewalt durch die Eltern(-teile) ausgeübt worden ist. Wenn das nicht gewesen wäre, hätte das Kind nichts zu verraten gehabt. Der Sokratische Dialog ist das Mittel der Wahl. Dabei muss aber immer Raum für die Gefühle bleiben. Ein konkretes Vorgehen bietet die Übung mit den Schuldsteinen (s. **AB 23**).

Umgang mit Angst

- **Ressourcen stärken:** Ein zweiter Aspekt ist wichtig. Da die Abgabe der Schuld massive Ohnmachtsgefühle auslösen kann, ist es wichtig, Ressourcen auszubauen, das Selbstbild des Kindes zu stärken und zu entfalten. Zum einen gilt es zu würdigen, was das Kind während der Misshandlungszeit alles geleistet hat, um zu überleben oder auch Familienmitglieder zu schützen. Zum andern gilt es, alles zu entdecken und zu würdigen, was das Kind an Fähigkeiten und Stärken mitbringt, und diese auszubauen. Der Familienbaum (**AB 26** »Meine wunderbare Familie«) kann dafür in einen Ressourcenbaum umgewandelt werden. Oder man baut oder malt ein Ressourcenschiff (**AB 27**).
- **Ehrlichkeit und Empowerment:** Ein letzter Aspekt ist das Empowerment der Kinder. Nach dem Erkennen der Kindeswohlgefährdung sollten alle Schutz- und Hilfemaßnahmen mit dem Kind abgestimmt werden. Wenn das nicht möglich ist, sollte es rechtzeitig erfahren, was geplant ist. Wir müssen immer im Blick haben, dass alle Hilfen der Jugendhilfe gegen den Willen der Betroffenen nur möglich sind, weil das Grundgesetz in seinem Schutzauftrag einen Machtüberhang für den Staat definiert hat, der durch das Jugendamt ausgeübt wird. Dieses staatliche strukturelle Gewaltmonopol sollte so wenig wie möglich die innerfamiliäre Gewalt mit anderen Mitteln wiederholen. Und Ohnmachtserleben und Belogen-Werden gehören elementar zur innerfamiliären Gewalt.

▶ **Die immer wiederkehrende Angst, obwohl die Gefahr vorbei ist,** kann mit den Standardmethoden der Angst- und Traumabehandlung behandelt werden. Als Besonderheit bleibt es immer wieder zu validieren, dass diese Ängste einmal sehr vernünftig und real waren. Das Kind reagiert angemessen auf völlig unangemessene Situationen, sodass sein Verhalten zwar oft unpassend erscheint, vor dem Hintergrund seiner Erfahrungen aber nachvollziehbar ist. Und es ist völlig normal und (hirn-)physiologisch nicht vermeidbar, dass diese alten Ängste sich tief in den Körper und die Seele eingegraben haben und daher Zeit brauchen, bis das Kind sich wieder sicher fühlt.

Umgang mit Trauer und Wut

Trauer und Wut sind natürliche und angemessene Gefühle nach Gewalt- und Vernachlässigungserfahrungen, werden aber von Betroffenen oft bedrohlich erlebt. Dieses Informationsblatt gibt Anregungen für den therapeutischen Umgang.

Trauer und Wut sind häufige, angemessene, aber auch immer wieder unterdrückte Gefühle von Kindern und Jugendlichen, die aus einer Situation der Kindeswohlgefährdung kommen. Sie haben ihre Familie in der Regel zumindest teilweise verloren. Und sie erkennen, dass sie vielleicht ihr ganzes junges Leben, vielleicht nur über ein paar Jahre, keine Kindheit hatten, wie sie sie bei anderen Kindern sehen und wie wir sie allen Kindern wünschen. Es ist sogar wünschenswert, dass die Kinder ihre Trauer und ihre Wut spüren können. Manchmal brauchen sie dafür therapeutische Hilfe, denn Trauer schmerzt und Wut birgt das Risiko zu zerstören. Darum darf es auch keinen Druck geben, diese Gefühle in einer bestimmten Zeit zu bewältigen, weder das erste Spüren von Trauer und Wut noch die nachlassende Intensität.

Kinder haben die Kindeswohlgefährdung häufig nur überstanden, indem sie die schmerzhaften Gefühle weggedrängt haben. Daher geht es in der Therapie ganz allgemein darum, überhaupt wieder zu spüren. Jedes Gefühl ist gut. Jedes Gefühl ist wertvoll.

Trauer und Wut liegen wie auf gegenüberliegenden Polen. Kinder, die sehr traurig sind, können oft noch keine Wut erleben, sehr wütende Kinder keine Trauer. Hier ist ein geschlechtsspezifischer Unterschied zu beobachten: Jungen reagieren häufiger erst wütend, Mädchen erst traurig. Beide brauchen irgendwann beide Gefühle, und zwar mit der Sicherheit, dass beide Gefühle gut sind.

In der Therapie gibt man dem Gefühl Raum, das da ist. Beide Gefühle machen auch Angst: »Wenn ich einmal anfange zu weinen, höre ich nie wieder auf«, »Wenn ich meine Wut rauslasse, bringe ich ihn / sie um«. Mit dieser Angst sind die Gefühle bedrohlich. Und sie würden weiteres gelingendes Leben verhindern. Die therapeutische Aufgabe ist es, diese Gefühle spürbar zu machen, damit die Kinder / Jugendlichen erfahren, dass sie sie ohne Katastrophe überleben.

Wut. Wut kann mit enormen Zerstörungswünschen einhergehen. Wichtig ist, dass diese im Spiel und in der Fantasie einfach da sein dürfen. Wut kann oft gerade von Jungen und Männern nicht einfach zugelassen werden, weil sie Angst haben, dann zu zerstören. Dabei hängt Wut keineswegs zwingend mit Zerstörung zusammen. Wut ist zunächst einmal eine enorme Energie, die irgendwohin will. Im Spiel mit Knete, mit Playmobil® oder im Rollenspiel darf erst zerstört werden, um dann zu spüren, wohin die Energie jetzt will. Schon die Regeln, die dabei immer gelten (keine Angriffe auf Gegenstände im Raum oder auf Menschen), machen erfahrbar, dass Wut durchaus nicht einfach ein unbezähmbares Gefühl ist, sondern dass man die Handlungsimpulse trotzdem steuern kann. Und nach dem Wut-Spiel geht es um die Frage: Was würde jetzt guttun? Manchmal reicht die Erschöpfung, wenn es darum geht, die unerträgliche innere Anspannung abzubauen. Manchmal ist dann die Trauer spürbar, was auch wieder Angst machen kann und Begleitung braucht. Manchmal kommen sogar kreative Ideen, wie man mit dem Menschen, auf den man so wütend ist, in der Wirklichkeit umgehen könnte. Manchmal wechseln die Kinder dann einfach das Thema. Es gibt keine Regel dazu und keine Pflicht.

Trauer. Anders als Wut ist Trauer nicht energievoll, sondern eher passiv oder auch lähmend. Traurige Kinder ziehen sich häufiger zurück. Die Chance in der Therapie ist es, die Kinder im Gespräch, im Spiel, in Geschichten in ihrem Schmerz zu begleiten, damit sie erfahren, dass sie nicht zwingend allein sein müssen, wenn sie trauern. Wenn sie erfahren, dass sie anderen Menschen ihre Trauer zumuten können und dass dieser Mensch nicht wegläuft, können sie diese Lähmung sich auch selbst leichter erlauben. Wir haben in Westeuropa wenig Trauerrituale außer der Beerdigung, in denen gemeinschaftlich getrauert wird.

Umgang mit Trauer und Wut

Wenn Kinder ihre Trauer in der Therapie spüren und zulassen können, kann es sein, dass sie danach einfach erschöpft und etwas entspannter sind. Es kann aber auch sein, dass sie dann ihre Wut spüren.

Fazit

Das beste Therapieergebnis wäre es, wenn Kinder zwischen Trauer und Wut hin und her pendeln können.

Material für die Arbeit an Gefühlen

- Für die Prävention von sexuellem Missbrauch ist viel Material entwickelt worden, das Kindern hilft, ihre Gefühle zu spüren und zu benennen. Ein Besuch der Websites von *Zartbitter* (www.zartbitter.de) und der *Petze* in Kiel (www.petze-institut.de) lohnt sich auf jeden Fall. Beide Einrichtungen bringen gut erprobtes Material für die Prävention von sexualisierter Gewalt, und dazu gehört immer das Erkennen von Gefühlen.
- Andere Klassiker sind *Der Seelenvogel* von Michal Snunit, *Ein Dino zeigt Gefühle* von Christa Manske und Heike Löffel oder unterschiedliche Gefühle-Memorys (z. B. von Gräßer et al., 2024). Bei allen geht es erst einmal nur um das Erkennen und Benennen von unterschiedlichsten Gefühlen. Therapeutisch lässt es sich in Form von Pantomime oder Rollenspielen emotional spürbarer und nutzbar machen.
- Die Deutsche Gesellschaft zur Prävention und Intervention bei Misshandlung, Vernachlässigung und sexualisierter Gewalt gegen Kinder (DGfPI) hat in einem Praxisprojekt zur Prävention für Kinder mit Beeinträchtigungen das Material *Ben und Stella wissen Bescheid* entwickelt, das natürlich auch für andere Kinder sehr geeignet ist.
- Gut geeignet sind erfundene oder wahre Geschichten von anderen Kindern, denen es ähnlich erging und die ähnliche Gefühle hatten. Solche Geschichten können Kinder auch selbst erfinden und vielleicht als Comic selbst malen.
- Im September 2025 wurde *Jetzt mal ehrlich?!: Meine Gefühle, mein Körper, meine Regeln! Ein wirksames Aufklärungsbuch für Kinder zur Prävention von sexuellem Missbrauch. Mit Tipps für Eltern, Fachkräfte und Bezugspersonen* von Müller et al. veröffentlicht. Dieses Buch wählt den Ansatz eines mutmachenden Sachbuches für Menschen ab 5 Jahren über Themen wie Sex, Gewalt, Gefühle, Rechte und Handlungsmöglichkeiten. Auch hierin ist gutes Material für die Arbeit an Gefühlen und außerdem Information und Sprache zu Sex. Darüber hinaus gibt es je nach Bedarf eine kindgerechte, stärkende Erklärung zu den genannten Themen und damit eine gute Arbeitshilfe.
- Ein ganz eigener Ansatz vor allem im Umgang mit Wut kommt aus der gewaltfreien Kommunikation (Rosenberg, 2016). Der Kerngedanke ist, dass alle Gefühle die Folge von erfüllten oder unerfüllten Bedürfnissen sind. Das Ziel der gewaltfreien Kommunikation ist es, dass das Individuum seine Bedürfnisse benennt anstelle seiner Gefühle, weil der Ausdruck der Bedürfnisse weniger Aggression zeigt und auch auslöst und vielleicht noch eine friedliche Handlung ermöglicht. Für Kinder und Jugendliche, die sehr stark unter ihrer Wut leiden, bietet die gewaltfreie Kommunikation zum einen den Weg, sich selbst besser zu verstehen und vielleicht besser für sich sorgen zu können, und zum anderen neue und friedvollere Fähigkeiten im Umgang mit anderen Menschen zu entwickeln.

Selbstwert

Manchmal sind wir sehr ungerecht zu uns. Dann nennen wir uns selbst vielleicht »Versager« oder »Idiot«, bezeichnen uns als »doof« oder »faul«. Aber auch wenn wir Fehler machen, auch wenn wir etwas nicht geschafft haben, gilt: Solche Beschreibungen sind einseitig, übertrieben, ungerecht. Da wird nicht berücksichtigt, dass eine Sache vielleicht einfach zu schwer war oder dass es uns gerade nicht gut geht oder dass es noch andere Gründe dafür gibt, dass wir etwas nicht so hinbekommen haben, wie wir es wollten.

Vielleicht kennst du das auch von dir, solche schlechten Gedanken über dich selbst. Falls ja, kannst du sie hier einmal aufschreiben – und anschließend überprüfen. Dabei hilft es, die Perspektive von Menschen einzunehmen, die uns mögen. Was würden sie zu unserer Selbstabwertung sagen? Im nächsten Schritt können wir aktiv auf die Suche nach Gegenargumenten gehen. Wenn wir dem ungerechten Gedanken nicht einfach folgen, sondern ihn kritisch überprüfen: Was sind angemessene Gegenargumente? Was spricht alles gegen die Selbstabwertung? Vielleicht, dass ich in der Vergangenheit auch schon schwierige Situationen geschafft habe oder dass die Situation gemein schwierig war oder …

Und schließlich: Was kannst du stattdessen über dich selbst sagen, was gerecht und ausgewogen ist, was viel besser zu dir passt als die gemeinen Selbstabwertungen.

Welchen bösen, abwertenden Gedanken habe ich manchmal über mich selbst?

....

....

....

....

....

....

Was würde eine gute Freundin oder jemand anders, der mich gut leiden kann, zu dieser gemeinen Aussage sagen?

....

....

....

....

....

....

Selbstwert

Welche Gegenbeispiele gibt es? Was spricht gegen diese gemeine Aussage?

....

....

....

....

....

....

....

....

....

....

Was könnte ich stattdessen zu mir sagen, was hilfreich und nicht gemein ist?

....

....

....

....

....

....

....

....

....

....

Wenn es zu Hause eng wird: Ressourcenkarten

Eine Zielsetzung therapeutischer Interventionen bei v. a. älteren Kindern / Jugendlichen kann es sein, mögliche Risikosituationen für kindeswohlgefährdende Verhaltensweisen im häuslichen Setting frühzeitig wahrzunehmen und soziale Ressourcen im engeren Umfeld oder auch im weiteren Umfeld zu aktivieren. Solche Situationen können z. B. bei veränderter emotionaler Verfasstheit der Erziehungsberechtigten, im Rahmen von psychischen Erkrankungen o. Ä. entstehen. Wichtig dabei ist, den Kindern / Jugendlichen nicht die Verantwortung für ihren Schutz zuzuordnen, sondern Handlungsstrategien zur Steigerung der Selbstwirksamkeit zu erarbeiten.

In einem ersten Schritt können anhand einer Netzwerkkarte (Borg-Laufs et al., 2025) Personen aus unterschiedlichen Bereichen des sozialen Feldes oder eines professionellen Netzwerkes zusammengetragen und unter dem Aspekt der Nähe zum Kind / Jugendlichen erfasst werden.

In einem zweiten Schritt können konkrete Kontakte zusammengestellt werden. In der Therapie ist sicherzustellen, dass diese Ressourcen auch tatsächlich genutzt werden können.

Netzwerkkarte

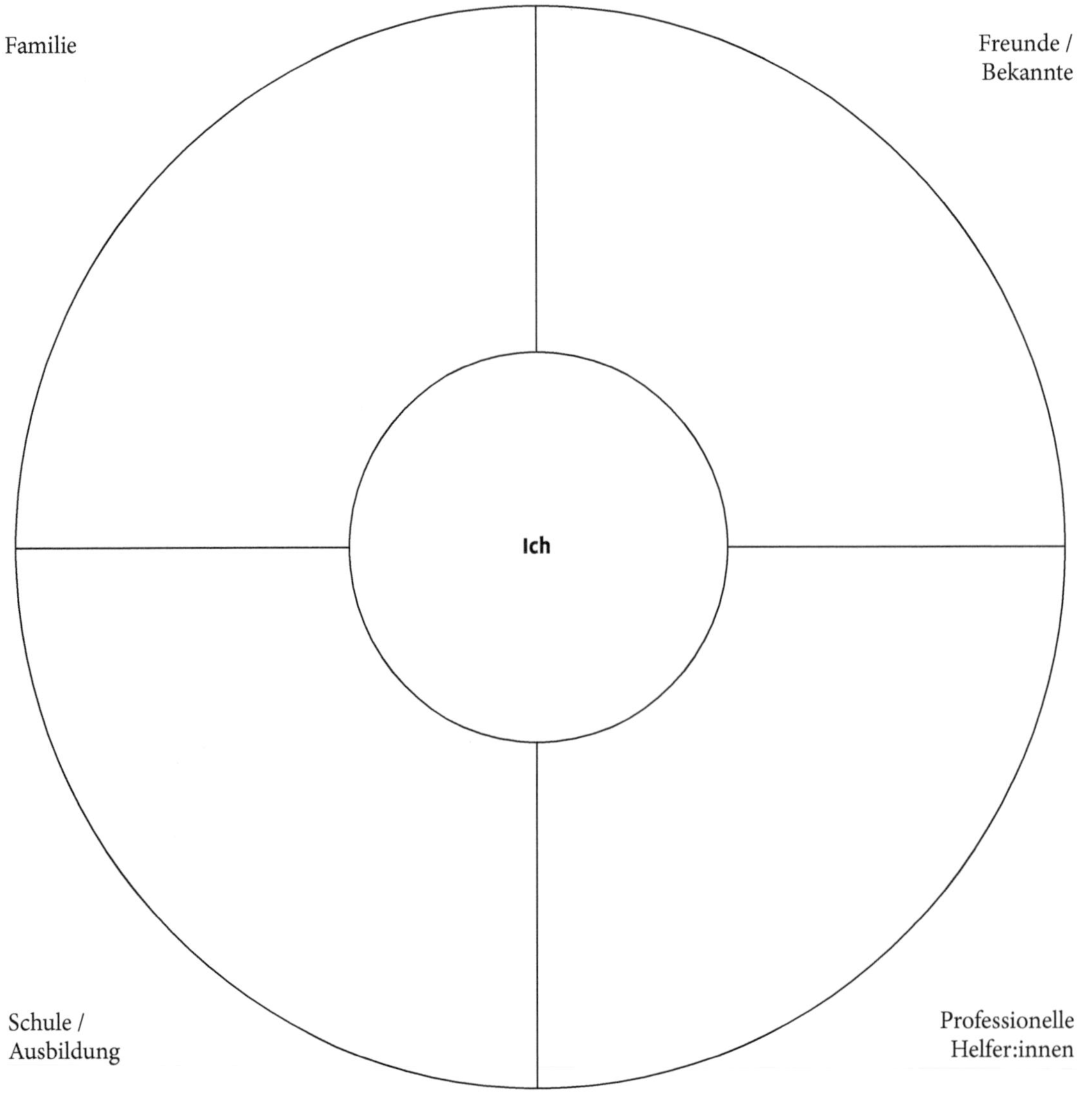

Wenn es zu Hause eng wird: Ressourcenkarten

Mein Unterstützungsnetzwerk Ressourcenkarte

Diese Personen kann ich anrufen

Name:

....

Telefonnummer

Da kann ich hingehen

Name:

....

Telefonnummer

Das ist die Nummer gegen Kummer

Das ist die Nummer meines / meiner Therapeut:in

Das ist die Nummer der Polizei

Das ist die Nummer des Jugendamtes

Wenn es zu Hause eng wird: Ressourcenkarten

Notfallplan für Krisensituationen

Wenn ich Hilfe von anderen Personen als meinen Eltern benötige, dann würde ich mich bei diesen Personen wohlfühlen:	(1) .... (2) .... (3) ....
Wenn ich nicht zu Hause bin, brauche ich Folgendes, um mich wohlzufühlen:	
Was ich gerne mache:	
Wenn ich schlafen gehe, brauche ich:	
Das esse ich am liebsten:	
Wenn ich mich … fühle, dann brauche ich:	Einsam: Traurig: Wütend:

Meine wunderbare Familie

Dieser Baum ist ein Bild für deine Familie. Er ist voller Blätter, aber man sieht gar keine Blüten oder Früchte. Jede Blüte oder Frucht bedeutet auf diesem Baum:

- ▶ einen Menschen aus deiner Familie, den du sehr liebhast, oder
- ▶ ein schönes Ereignis, das du in deiner Familie erlebt hast, oder
- ▶ irgendetwas, was dir an deiner Familie besonders gut gefällt,
- ▶ irgendetwas, das du oder ein anderes Familienmitglied besonders gut kann.

Male also an diesem Familienbaum so viele bunte Blüten oder Früchte, wie dir Schönes aus deiner Familie einfällt. Dann schreib eine Zahl hinein und schreib an den Rand ein Wort (oder ein paar Worte) zu der Zahl, damit du immer weißt, an was du bei dieser Blüte oder Frucht gedacht hast.

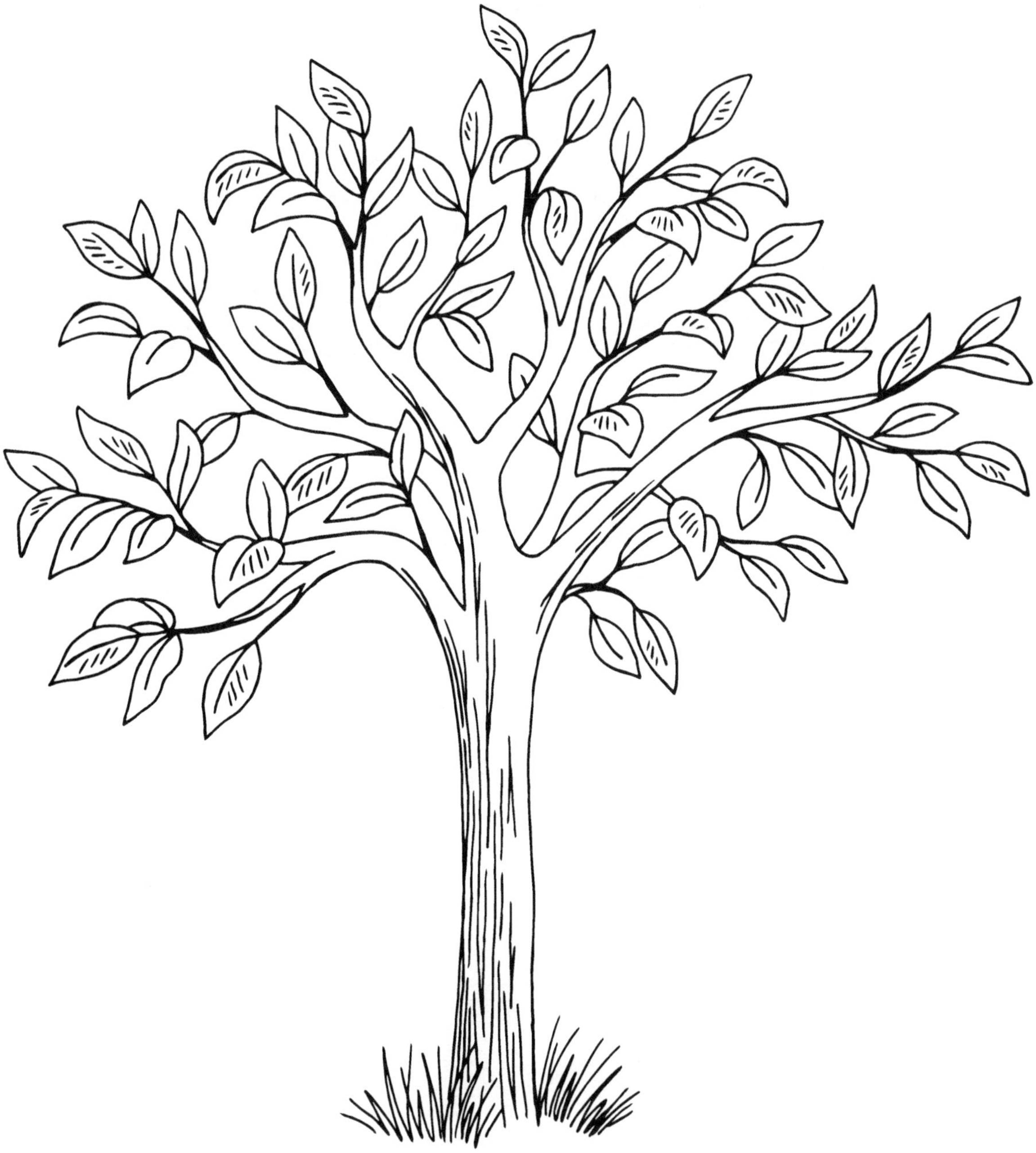

Das Ressourcenschiff

Damit ein Segelschiff fahren kann, braucht es ganz viele Menschen, Material und dann auch noch geeignetes Wetter. Damit ein Mensch gut leben kann, braucht er ganz viele Fähigkeiten, Material und Menschen, die ihn unterstützen.

Mal doch mal die verschiedenen Segel dieses Bootes in verschiedenen Farben und sag dabei, für welche von deinen Fähigkeiten das Segel steht. Außerdem hat das Schiff einen Anker. Kannst du den auch brauchen? Oder das Steuer? Vielleicht auch Verpflegung? Oder Schlafplätze?

Und am Schluss male in die Wolken oder als Sonne oder Sterne oder Vögel alle Menschen, die dir helfen.

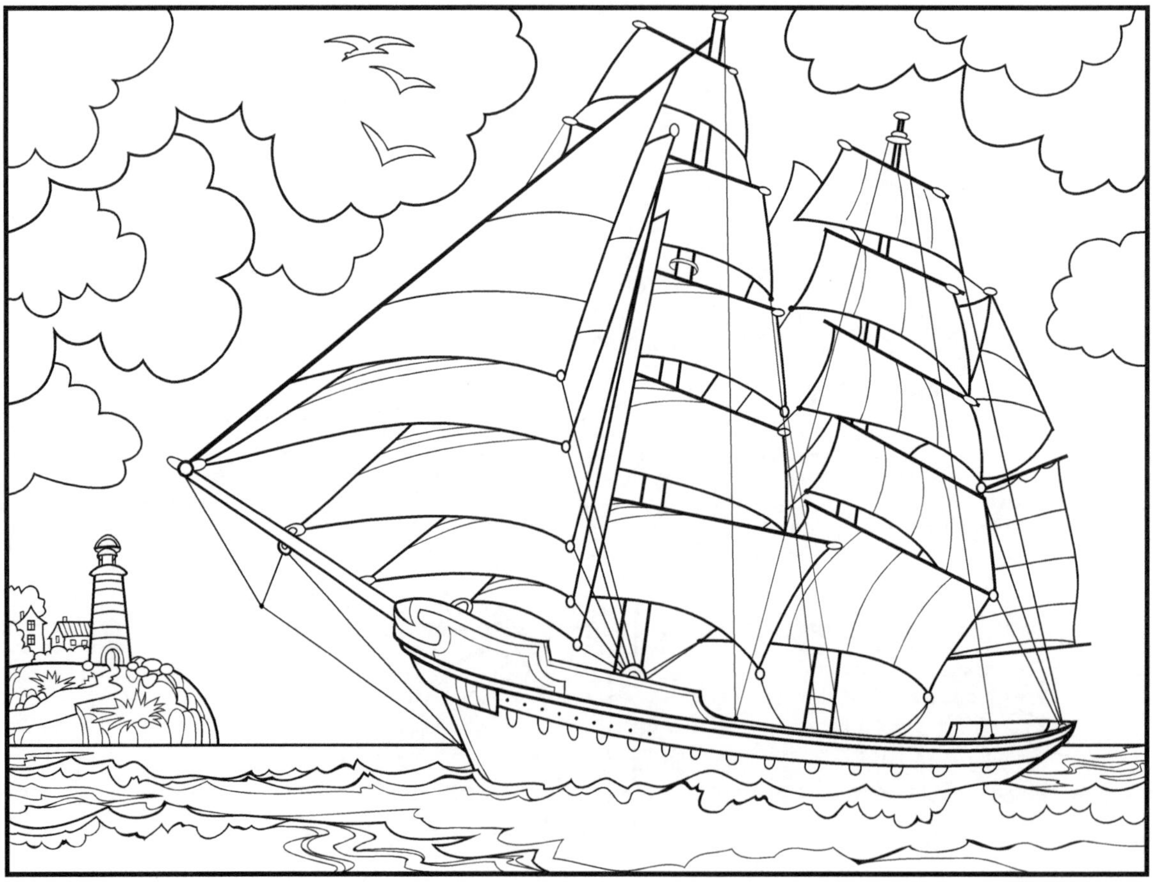

Die Arbeit des Jugendamtes

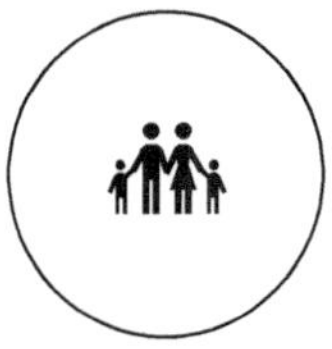	Alle Kinder und Jugendlichen sollen sich gut entwickeln und gesund und sicher groß werden können. Damit dies möglich ist, gibt es Experten und Expertinnen, die sich gut auskennen und die darauf achten. Sie helfen auch Kindern und Familien auf diesem Weg.
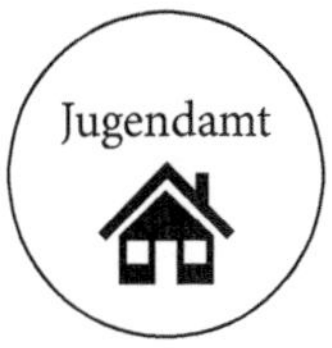	Diese Experten und Expertinnen arbeiten in einem Amt, eben im Jugendamt. Sie arbeiten dort nicht allein, sondern mit vielen anderen Kollegen und Kolleginnen zusammen. Damit sie sich gut auskennen, haben sie das studiert. Sie sind Sozialarbeiterinnen bzw. Sozialarbeiter.
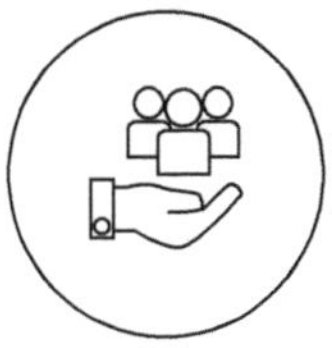	Diese Fachleute haben ganz viele Möglichkeiten, Familien zu helfen. Sie kommen in die Familien und können mit den Eltern und den Kindern sprechen. Manchmal spielen sie mit den Kindern oder helfen den Eltern, wenn diese Sorgen haben. Oder sie sorgen dafür, dass andere der Familie helfen.
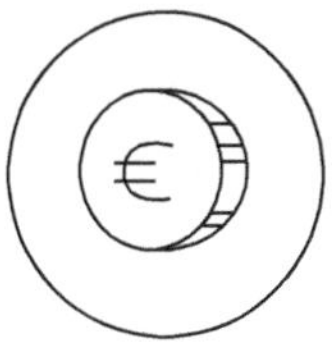	Das kostet auch nichts, dafür müssen die Eltern nicht bezahlen.
	Manchmal erleben Kinder schlimme Sachen. Dann sind die vom Jugendamt ganz besonders für die Kinder da. Sie wollen dafür sorgen, dass das nicht wieder passiert. Dafür müssen sie aber davon erfahren, dass Kinder etwas Schlimmes erlebt haben oder dass es ihnen nicht gut geht.
	Kinder können selbst erzählen, wenn etwas Schlimmes passiert ist oder dass es ihnen nicht gut geht. Oder sie können jemanden bitten, davon zu erzählen. Manchmal merken es auch die Schule oder Nachbarn oder auch andere Personen, die dann dem Jugendamt davon erzählen.
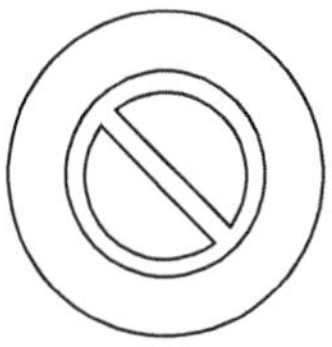	Es kann sein, dass Erwachsene Kindern verbieten, von schlimmen Sachen zu erzählen. Das ist nicht richtig, Kinder dürfen davon erzählen.

Die Arbeit des Jugendamtes

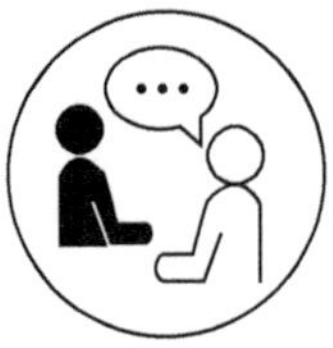	Die Sozialarbeiter und Sozialarbeiterinnen kommen dann in die Familie und besprechen das mit den Eltern oder mit anderen Personen. Sie wollen helfen, dass es den Kindern in der Familie wieder besser geht.
	Es kommt vor, dass die Sachen, die Kinder erlebt haben, sehr schlimm oder verboten sind. Dann hilft es vielleicht nicht, mit den Eltern oder anderen Personen einfach nur zu reden.
	Dann kann das Jugendamt dafür sorgen, dass ein Kind für eine Zeit woanders lebt. Das kann z. B. eine andere Familie oder eine Einrichtung sein, in der ein Kind leben kann, damit es sicher ist und keine Angst haben muss.
	Wenn das vorkommt, hilft in der Regel ein Gericht. Ein Gericht kann etwas bestimmen gegen den Willen der Eltern. Dafür müssen die Richter oder Richterinnen auch meistens das Kind und alle anderen Beteiligten befragen.

5.2 Therapeutische Arbeit mit Eltern

In der psychotherapeutischen Arbeit mit Kindern / Jugendlichen in kindeswohlgefährdenden Situationen kann die Arbeit mit den Eltern mehr Raum einnehmen als das in der Psychotherapie-Vereinbarung vorgesehene Verhältnis von 1:4. Die Vereinbarung ermöglicht eine höhere Anzahl für die Einbeziehung der Bezugspersonen, wenn dies therapeutisch geboten ist, im Antrag für die Therapie muss dies begründet werden. Mit einer Erhöhung der Anzahl von Stunden für die Arbeit mit Bezugspersonen verringert sich die Anzahl der Therapieeinheiten für die Kinder.

Arbeits- und Informationsmaterialien

AB 29 Beziehungsaufbau mit kindeswohlgefährdenden Eltern
Reflexionshilfe für die Beziehungsgestaltung mit Eltern, deren Handeln gegenüber ihrem Kind von Therapeut:innen abgelehnt wird.

INFO 23 Dysfunktionale Erwartungen und Kontrollüberzeugungen / ungünstige Schemata
Häufig liegen kindeswohlgefährdenden Verhaltensweisen durch die Eltern dysfunktionale, nicht altersangemessene Erwartungen an die Kinder zugrunde. Mit den folgenden Arbeitsblättern **AB 30** und **AB 31** können solche Erwartungen identifiziert und modifiziert werden.

AB 30 Schwierige Situationen im Alltag allgemein
Dieses Arbeitsblatt ermöglicht eine allgemeine Identifikation herausfordernder und dann auch evtl. kindeswohlgefährdender Situationen im Alltag der Familie.

AB 31 Schwierige Situationen im Alltag konkretisiert
Dieses Arbeitsblatt ermöglicht eine spezifische Identifikation herausfordernder und dann auch evtl. kindeswohlgefährdender Situationen im Alltag der Familie.

INFO 24 Emotionsregulation
Die Regulation von (Ärger-)Emotionen bereitet Bezugspersonen im Kontakt mit Kindern / Jugendlichen oft Schwierigkeiten und kann zu kindeswohlgefährdenden Verhaltensweisen führen. In den folgenden Arbeitsblättern **AB 32**, **AB 33** und **AB 34** geht es darum, solche Emotionen zu erkennen und Handlungsstrategien zur Emotionsregulation mit den Bezugspersonen zu erarbeiten.

AB 32 Identifikation stressiger Situationen
Mit diesem Arbeitsblatt erfolgt zunächst eine Sammlung diverser Situationen oder Verhaltensweisen, die von den Eltern als stressig empfunden werden.

AB 33 Was hilft mir, in wiederkehrenden Stresssituationen ruhig zu bleiben?
Aus der Sammlung stressiger Situationen (**AB 32**) können in einem zweiten Schritt einzelne besonders belastende Situationen / Verhaltensweisen ausgewählt und möglichst detailliert beschrieben werden.

AB 34 Was hilft mir allgemein, in stressigen / herausfordernden Situationen ruhig zu bleiben?
Auf diesem Arbeitsblatt finden Eltern eine Liste mit Tätigkeiten, die sie in anstrengenden oder stressigen Situationen zur Beruhigung tun können.

AB 35 Was probiere ich aus, um weniger ärgerlich / wütend zu sein: Mein Plan
Mit der Zielsetzung der Stärkung der Emotionsregulation können mit den Arbeitsblättern **AB 32 bis AB 34** zunächst Situationen, die oft begleitet sind von intensiven emotionalen Reaktionen, identifiziert und Skills zur Emotionsregulation erarbeitet werden.

AB 36 Reflexion körperlicher Kontakte durch die Eltern
Eltern und Bezugspersonen haben möglicherweise eine hohe Unsicherheit bzgl. ihres eigenen körperlichen Verhaltens gegenüber Kindern / Jugendlichen, evtl. auch auf dem Hintergrund eigener Erfahrungen in ihrer Kindheit / Jugend. Diese Aspekte können mit den Arbeitsblättern **AB 37** und **AB 38** reflektiert werden.

AB 37 Reflexion der eigenen Erfahrungen bzgl. körperlicher Nähe
Eltern erhalten hier die Möglichkeit, eigene Kindheitserfahrungen in Bezug auf körperliche Berührungen zu reflektieren, um umsichtiger mit Bedürfnissen und Grenzen ihrer Kinder in Bezug auf Körperlichkeit umzugehen.

AB 38 Reflexion der eigenen Erfahrungen der Eltern bzgl. der Erziehung
Die Reflexion eigener Kindheitserfahrungen kann dazu beitragen, dass Eltern Gefühle und Verhalten ihrer Kinder in Erziehungssituationen besser verstehen können.

AB 39 Notfallplan für Krisensituationen (Eltern)
Eltern können hier wichtige Informationen für mögliche Betreuer:innen ihrer Kinder in Krisensituationen zusammenstellen.

INFO 25 Sicherheit und Gesundheit im häuslichen Umfeld
Kindeswohlgefährdende Situationen können v. a. bei jüngeren Kindern durch mangelnde häusliche Sicherheit oder die Vernachlässigung von Gefahrenquellen entstehen. Bei den folgenden Arbeitsblättern **AB 40** bis **AB 42** stehen deshalb Fragestellungen der häuslichen Sicherheit und der Gesundheitsfürsorge im Mittelpunkt.

AB 40 Checkliste häusliche Sicherheit: Gefahrenquellen
Die Checkliste unterstützt Therapeut:innen, mögliche Gefahrenquellen im häuslichen Umfeld strukturiert abzufragen.

AB 41 Checkliste gesundheitsförderliches Verhalten
Mit diesem Arbeitsblatt können Therapeut:innen Aspekte der Gesundheitsfürsorge erfassen.

AB 42 Maßnahmen im gesundheitsförderlichen Bereich
Mit diesem Arbeitsblatt können konkrete Schritte der Gesundheitsförderung erarbeitet werden.

INFO 26 Hochstrittige Elternschaft
In dieser Info wird das Konzept der »hochstrittigen Elternschaft« dargestellt, damit ein besseres Verständnis für die Besonderheit der Arbeit mit diesen Eltern entwickelt werden kann.

AB 43 Gesprächsleitfaden für die Beratung hochstrittiger Eltern
Während in **INFO 26** »Hochstrittige Elternschaft« allgemeine Gesprächsregeln für die Arbeit mit hochstrittigen Eltern formuliert wurden, wird auf diesem Arbeitsblatt ein konkreter Gesprächsleitfaden vorgestellt, der zur konkreten Strukturierung und Protokollierung des Gesprächs genutzt werden kann.

INFO 27 Hilfe für Eltern, die in Beziehung bleiben wollen zu den eigenen gewalttätigen Kindern
Wenn Kinder gegen ihre Geschwister oder gegen die Eltern massiv gewalttätig werden, werden sie zunächst oft im Rahmen der Jugendhilfe untergebracht. Hier sind Unterstützungsmöglichkeiten für Eltern, die trotzdem Kontakt zu diesen Kindern behalten wollen.

INFO 28 Gespräch mit Eltern(-teilen), die man des sexuellen Missbrauchs oder der sadistischen Misshandlung verdächtigt
Im Gegensatz zu Eltern, die eigentlich ihrem Kind nicht schaden wollen, muss man bei Eltern(teilen), die ihr Kind sexuell missbrauchen oder sadistisch misshandeln, davon ausgehen, dass sie wissentlich eine Straftat begehen. Daher werden sie eher leugnen, bagatellisieren oder andere beschuldigen. Es erfordert eine andere Gesprächsführung als in den vorhergehenden Infos beschrieben.

AB 44 Rückführung nach Kindeswohlgefährdung
In nicht wenigen Fällen von Kindeswohlgefährdung werden Kinder zu einem bestimmten Zeitpunkt aus ihrer Herkunftsfamilie herausgenommen. Häufig kommt es später wieder zu Überlegungen dahin gehend, das Kind in seine Herkunftsfamilie zurückzuführen. Dieses Arbeitsblatt soll helfen, eine Einschätzung zur Angemessenheit einer Rückführung aus psychologischer Perspektive zu treffen.

Beziehungsaufbau mit kindeswohlgefährdenden Eltern

Psychotherapeut:innen und anderen Helfer:innen kann es schwerfallen, eine geeignete therapeutische Beziehung mit misshandelnden, missbrauchenden oder vernachlässigenden Eltern aufzubauen. Naheliegenderweise erfolgt eine Solidarisierung mit den leidenden Kindern, die die Opfer des elterlichen Verhaltens sind. Wertschätzung und Zuwendung zu den Eltern kann dann schwerfallen. Andererseits ist es für den Erfolg der Arbeit mit den Eltern – wie immer in der Psychotherapie – unumgänglich, auch zu »schwierigen«, abwehrenden, möglicherweise bagatellisierenden, jedenfalls kindeswohlgefährdenden Eltern eine wertschätzende, empathische Beziehung aufzubauen. Gerade diese Eltern fühlen sich oft nicht wertgeschätzt, werden häufig kritisiert, erleben manchmal Schuldgefühle und werden ohne den Eindruck, als Person gesehen und wertgeschätzt zu werden, nicht in Veränderung kommen. Für die Arbeit mit bewusst schädigenden Eltern (sexueller Missbrauch, sadistische Misshandlung) ist es allerdings sehr empfehlenswert, mit Fachberatungsstellen zu kooperieren. Die nachfolgenden Reflexionsangebote sollen dabei helfen, die Beziehung zu den Eltern auch vor dem Hintergrund notwendiger Veränderungen ihres kindeswohlgefährdenden Verhaltens förderlich zu gestalten.

Was weiß ich aus der Biografie der Eltern, was ihr Verhalten erklärbar (nicht entschuldbar) macht? Waren sie selbst einmal Opfer? Litten sie unter überfordernden Bedingungen oder traumatisierenden Erfahrungen? Hatten sie Modelle, von denen sie ungünstiges Verhalten übernommen haben?

....

....

....

....

....

Was sind – unabhängig von dem kindeswohlgefährdenden Verhalten – angenehme, gute, interessante Eigenschaften / Verhaltensweisen der Eltern?

....

....

....

....

....

Beziehungsaufbau mit kindeswohlgefährdenden Eltern

An welcher Stelle und wodurch zeigen die Eltern Einsicht, Selbstreflexion, den Wunsch, ihrem Kind Gutes zu tun?

....

....

....

....

Wie kann ich darauf aufbauend, falls nötig, auf die Inanspruchnahme weiterer Hilfen hinwirken, ohne die Eltern dadurch zu »verlieren«? Bis zu welcher Grenze kann ich mitgehen?

....

....

....

....

....

Wie zeige ich den Eltern meine Wertschätzung für ihre Person, ihre Lebenserfahrungen, ihre Haltungen?

....

....

....

....

....

Beziehungsaufbau mit kindeswohlgefährdenden Eltern

Wie gestalte ich den Kontakt hinsichtlich der Aspekte, die aus Kindeswohlperspektive unbedingt (kurzfristig) verändert werden müssen, mit den »Forderungen«, die ich an die Eltern möglicherweise habe?

....

....

....

....

....

Besteht die »Gefahr«, dass die Eltern den Kontakt / die Therapie abbrechen könnten bzw. damit »drohen«, wenn ich die kindeswohlrelevanten Aspekte konsequent weiterverfolge, etwa durch eine Kontaktaufnahme mit dem Jugendamt? Wie gehe ich damit um?

....

....

....

....

....

Dysfunktionale Erwartungen und Kontrollüberzeugungen / ungünstige Schemata

Bei den Risikofaktoren für Kindeswohlgefährdungen können inadäquate elterliche Schemata bzgl. der Eltern-Kind-Interaktion, unrealistische Erwartungen an die entwicklungsentsprechenden Fähigkeiten eines Kindes oder auch ein Nichtberücksichtigen kindlicher Bedürfnisse eine bedeutende Rolle einnehmen.

Diese können aus der eigenen Entwicklungsgeschichte gespeist werden (»In seinem Alter konnte ich das schon längst«, »Ich hatte auch keine goldene Kindheit …«), aus der Beobachtung anderer Eltern oder Kinder (»Andere in ihrem Alter können das schon längst«) oder auch aus den Medien resultieren. Diese Schemata und Erwartungen kollidieren dann mit den in der Interaktion mit dem eigenen Kind erlebten Möglichkeiten des Kindes und können zu Enttäuschungen und kindeswohlgefährdenden Verhaltensweisen führen.

Neben den inadäquaten Erwartungen verfügen Eltern oft über mangelnde Problemlösestrategien und Handlungsalternativen in für sie enttäuschenden oder überfordernden Situationen.

In dieser Einheit sollen anhand konkreter Situationen dysfunktionale Erwartungen und Schemata identifiziert und überprüft werden sowie mögliche alternative Denk- und Handlungsstrategien entwickelt werden. Erarbeiten Sie mit den Personensorgeberechtigten Situationen, die sie als besonders herausfordernd erleben, in denen sie enttäuscht über das Verhalten des Kindes waren, Situationen, die sie vielleicht wütend gemacht haben, in denen sie vielleicht aggressiv reagiert haben.

Schwierige Situationen im Alltag allgemein

Im Alltag erleben Sie möglicherweise Situationen mit Ihrem Kind, die Sie enttäuschen, weil Sie das Gefühl haben, dass Ihr Kind das schon längst können müsste oder andere Kinder im Alter Ihres Kindes das bereits können. Sie reagieren dann ärgerlich oder wütend, vielleicht auch aggressiv.

Ich möchte mit Ihnen gerne solche Situationen finden und gemeinsam überlegen, wie solche Situationen zurzeit meist ablaufen.

Beispielhafte Situationen	**unproblematisch**	**Problematisch, weil ... (Kurzbeschreibung)**
in der Morgensituation, beim Aufstehen		
beim Frühstück		
beim Fertigmachen für die Schule / den Kindergarten		
beim Zurückkommen aus der Schule / dem Kindergarten		
in der Hausaufgabensituation		
beim Abendessen		
in der Zubettgeh-Situation		
beim Einschlafen		
wenn ich eine Anforderung an mein Kind stelle		
wenn ich mal Zeit für mich haben möchte		
am Wochenende		
wenn ich möchte, dass mein Kind mir bei etwas hilft		
wenn wir Besuch haben		
in Verbindung mit den Geschwisterkindern		
wenn ich eine Grenze setze		
wenn ich eine Regel aufstelle		

Schwierige Situationen im Alltag konkretisiert

Konkretisieren Sie ein bis zwei als schwierig erlebte Situationen.

Situation

....

....

....

....

....

Was habe ich erlebt?

....

....

....

....

....

Was hätte ich mir von meinem Kind gewünscht / was habe ich erwartet?

....

....

....

....

....

Schwierige Situationen im Alltag konkretisiert

Was können Kinder in diesem Alter leisten?

....

....

....

....

....

Was habe ich getan?

....

....

....

....

....

Was kann ich zukünftig tun?

....

....

....

....

....

Emotionsregulation

Neben einem allgemeinen Zusammenhang familiärer Stressbelastung und verschiedener Formen der Kindeswohlgefährdung wird insbesondere eine erhöhte Reizbarkeit, eine gesteigerte Strafbereitschaft und eine verringerte Feinfühligkeit aufseiten der Erziehungsberechtigten mit kindeswohlgefährdendem Verhalten in Zusammenhang gebracht (Reinhold & Kindler, 2006). Das Zusammenwirken von erhöhten Stressbelastungen, einer gesteigerten Stressreagibilität und den in solchen Situationen möglicherweise auftretenden intensiven negativen Gefühlen (»Problememotionen«) in Verbindung mit Schwierigkeiten bei der Impulskontrolle kann die Gefahr kindeswohlgefährdender Verhaltensweisen steigern.

Bei den folgenden Arbeitsmaterialien wird auf Problememotionen wie z. B. Wut und Ärger fokussiert, die dadurch gekennzeichnet sind, dass sie in der Interaktion mit Kindern qualitativ oder quantitativ unangemessen und maladaptiv sind und für die die entsprechenden emotionsregulatorischen Kompetenzen fehlen (Eismann & Lammers, 2025).

Zur weiterführenden Arbeit mit (Problem-)Emotionen sei auf das *Therapie-Tools Emotionsregulation* (Eismann & Lammers, 2025) verwiesen.

Die folgenden Materialien unterstützen in der Arbeit mit Erziehungsberechtigten,

- mögliche Stresssituationen und Verhaltensweisen in Verbindung mit den Kindern zu identifizieren (**AB 32**) und Stress- / Belastungsreaktionen zu beleuchten,
- individuelle Problememotionen und deren Zusammenhang mit kindeswohlgefährdenden Verhaltensweisen zu erkennen (**AB 33**) und
- alternative Handlungsmöglichkeiten im Umgang mit negativen Emotionen zu erarbeiten (**AB 34**).

Identifikation stressiger Situationen

Im täglichen Zusammenleben mit Kindern oder im Alltag allgemein kann es Situationen geben, die besonders stressen und herausfordernd sind. Es kann dann das Gefühl entstehen, dass man diesen Situationen nicht gewachsen ist, dass die Situation überfordert oder an die Grenzen bringt.

Für unterschiedliche Menschen können sehr unterschiedliche Situationen zu Stress oder auch Ärger und dem Gefühl der Überforderung führen. Manchmal sind das auch immer wiederkehrende Situationen im Alltag.

Wenn wir sehr gestresst sind, können wir auch wütend oder ärgerlich werden, wir reagieren manchmal intensiv und zeigen besondere Verhaltensweisen. Ich möchte mit Ihnen nach solchen Situationen in Ihrem Alltag suchen.

In den vergangenen vier Wochen haben mich folgende Situationen / hat mich folgendes Verhalten meines Kindes besonders geärgert / gestresst:

....

....

....

....

....

....

....

....

....

....

....

War dies
- ☐ eine einmalige Situation?
- ☐ eine immer wiederkehrende Situation?

Identifikation stressiger Situationen

Woran haben Sie gemerkt, dass Sie das wütend macht?

Welche körperlichen Anzeichen haben Sie bemerkt?

Wie haben Sie sich gefühlt?

Was haben Sie gedacht?

Was haben Sie gemacht?

Hat Ihnen das, was Sie gemacht haben, geholfen?

Was hilft mir, in wiederkehrenden Stresssituationen ruhig zu bleiben?

Möglichst detaillierte Beschreibung einer Situation / eines Verhaltens aus **AB 32**:
Wann war diese Situation genau?

Wer war dabei?

Wo war diese Situation?

Woran haben Sie gemerkt, dass Sie das gestresst / wütend gemacht hat?

Welche körperlichen Anzeichen haben Sie bemerkt?

Wie haben Sie sich gefühlt?

Was haben Sie gedacht?

Was hilft mir, in wiederkehrenden Stresssituationen ruhig zu bleiben?

Was haben Sie gemacht?

Hat Ihnen das, was Sie gemacht haben, geholfen?

Was können Sie beim nächsten Mal in dieser Situation tun, damit Sie weniger gestresst / wütend sind? Wie kann ich die Situation vorbereiten?

Wer kann Ihnen eventuell in der Situation helfen (Freunde, Nachbarn, Partner …)?

Wen könnten Sie anrufen?

Was hilft Ihnen, in anderen Situationen ruhiger zu bleiben?

Weitere Ideen?

Was hilft mir allgemein, in stressigen / herausfordernden Situationen ruhig zu bleiben?

Was können Sie tun, wenn Sie wütend sind?

	Hilft mir	Hilft nicht	Noch nicht ausprobiert
aus dem Raum gehen			
Musik hören			
einen Kaffee / Tee trinken			
an die frische Luft gehen			
3 x tief durchatmen			
mich auf etwas Schönes konzentrieren (z. B. einen schönen Moment mit Freunden)			
einmal im Freien laut schreien			
einen Antistressball kneten			
in ein Kissen schlagen			
Zeitungen zerreißen			
eine Duftkerze anzünden			
eine schöne Handcreme nehmen			
ein Glas Wasser in kleinen Schlucken trinken			
einen Duft auftragen			
einen Eiswürfel in den Mund nehmen			
Faust ballen und wieder öffnen im Wechsel			
von 30 rückwärts bis 0 zählen			
Das hat mir schon mal geholfen, ist aber noch nicht genannt:			

AB 35 • E

Was probiere ich aus, um weniger ärgerlich / wütend zu sein: Mein Plan

Um mehr Kontrolle über seine Wut oder seinen Ärger zu bekommen, macht es Sinn, dies in neutralen Situationen zu üben oder in Situationen, in denen man noch nicht so sehr wütend ist. Dazu ist es auch wichtig, sich selbst zu beobachten, was erste Anzeichen von Wut und Ärger sind.

Daran merke ich, dass ich wütend oder ärgerlich werde:

Folgende Strategie übe ich, um meinen Ärger und meine Wut zu kontrollieren:

Folgende Erfahrungen habe ich gemacht:

AB 36 • T E

Reflexion körperlicher Kontakte durch die Eltern

Welche Formen der körperlichen Kontakte, Berührungen, Liebkosungen usw. für ein Kind angemessen sind, ist sehr unterschiedlich und hängt auch vom Alter des Kindes ab. Und v. a. auch davon, wie Kinder darauf reagieren. Bestimmte Formen der körperlichen Kontakte sind verboten, unabhängig davon, wie Kinder darauf reagieren.

Welche Formen der körperlichen Kontakte mit Ihrem Kind erleben Sie?

....

....

....

....

....

....

....

....

Wie reagiert Ihr Kind darauf?

....

....

....

....

....

....

....

....

....

AB 37 • T E

Reflexion der eigenen Erfahrungen bzgl. körperlicher Nähe

Wenn ich an meine Kindheit zurückdenke …

Was habe ich an Liebkosungen / Berührungen … erlebt?

....

....

....

....

....

....

Durch wen und in welchen Situationen habe ich solche körperlichen Kontakte erlebt?

....

....

....

....

....

....

Wie habe ich das empfunden?

....

....

....

....

....

....

AB 38 • T E

Reflexion der eigenen Erfahrungen der Eltern bzgl. der Erziehung

Wie haben mich meine Eltern erzogen, welche Erziehungsmittel habe ich erlebt?

....

....

....

....

....

....

....

....

....

....

Wie habe ich das empfunden?

....

....

....

....

....

....

....

....

....

Notfallplan für Krisensituationen (Eltern)

Wenn es mir nicht gut geht, wenn ich mich nicht hinreichend um meine Kinder kümmern kann, dann kann ich mich an diese Personen wenden:	(1) ………………………………… ………………………………… (2) ………………………………… ………………………………… (3) ………………………………… …………………………………
Damit es meinem Kind gut geht, benötigt es:	………………………………… ………………………………… …………………………………
Das mag mein Kind überhaupt nicht:	………………………………… ………………………………… …………………………………
Das macht mein Kind gern:	………………………………… ………………………………… …………………………………
Das isst mein Kind am liebsten:	………………………………… ………………………………… …………………………………
Mein Kind bekommt folgende Medikamente regelmäßig:	………………………………… ………………………………… …………………………………

INFO 25 • T

Sicherheit und Gesundheit im häuslichen Umfeld

Für Kinder und Jugendliche gehören Unfälle im häuslichen Umfeld zu den größten Gesundheitsrisiken und stellen nach dem 1. Lebensjahr die häufigste Todesursache dar. Altersübergreifend machen sie gut 43 % der Unfälle aus. Altersdifferenziert stellen vor allem junge Kinder eine Hochrisikogruppe dar, im Alter von 1–2 Jahren ereignen sich 85 % der Unfälle im häuslichen Umfeld, bei den 3- bis 6-Jährigen sind es noch über 60 %.

Neben dem sozioökonomischen Status und kindbezogenen Faktoren (Aktivitäts- und Aufmerksamkeitsproblematiken, Fähigkeit zur Gefahreneinschätzung) stellt die häusliche Sicherheit einen bedeutenden Faktor dar. Bei den Unfallformen stehen bei den jüngeren Kindern (unter 4 Jahren) das Verschlucken von Gegenständen (Reinigungsmittel, ätherische und Lampenöle, Medikamente, Giftpflanzen usw.; s. auch Vergiftungen / Verätzungen), Verbrühungen und Verbrennungen (Herd, heiße Töpfe; s. auch Verbrühungen / Verbrennungen), Sturzunfälle und Elektrounfälle im Mittelpunkt (Saß et al., 2014).

Die Checkliste auf **AB 40** »Checkliste häusliche Sicherheit: Gefahrenquellen« soll dabei unterstützen, das Risikobewusstsein für Gefahrenquellen zu steigern und Sicherheitsmaßnahmen mit den Eltern zu erarbeiten. Die Checkliste orientiert sich an der überarbeiteten Fassung des *Home Accident Prevention Inventory-Revised* (HAPI-R) in der deutschen Version (Lutzker & Bigelow, 2020). Unterstützend sind auch die Materialien der BZgA (https://www.kindergesundheit-info.de/themen/sicher-aufwachsen).

Diese Checkliste kann eingesetzt werden, wenn v. a. bei jüngeren Kindern kindeswohlgefährdende Risikoaspekte aus dem häuslichen Umfeld wahrgenommen werden (z. B. bei wiederholten Verletzungen von Kindern oder aus der Erzählung der Kinder). Da eine Überprüfung solcher Aspekte nicht vor Ort stattfinden kann, dient dieses Vorgehen nur einer Sensibilisierung für mögliche Gefahrenquellen und der Unterstützung bei möglichen Schritten zur Erhöhung der häuslichen Sicherheit. Bei stark gefährdenden Sicherheitsaspekten im häuslichen Rahmen muss über eine Meldung an das zuständige Jugendamt und auf eine Vor-Ort-Besichtigung hingewirkt werden.

Ein anderes Thema ist die mangelnde Gesundheitsförderung in Abhängigkeit vom sozioökonomischen Status (SES), die einen Aspekt der Vernachlässigung darstellen kann. Kinder und Jugendliche aus Familien mit niedrigem SES haben demnach ein dreieinhalbfach erhöhtes Risiko für einen mittelmäßigen bis sehr schlechten allgemeinen Gesundheitszustand gegenüber der Gruppe aus Familien mit einem hohen SES (Poethko-Müller et al., 2018).

Checkliste häusliche Sicherheit: Gefahrenquellen

Im Haushalt und in der Wohnung kann es Situationen oder Bedingungen geben, die für Erwachsene weniger gefährlich sind, für Kinder aber eine Verletzungsgefahr darstellen. Kinder können die Gefahren oft selbst nicht einschätzen.

Mit der folgenden Liste wollen wir solche möglichen Gefahrenquellen aufspüren und prüfen, wie für Ihr Kind die Wohnung / das häusliche Umfeld sicherer gestaltet werden kann.

Gefahren durch flüssige und feste Giftstoffe	
Sind folgende Mittel für das Kind erreichbar? ▶ Tabletten oder flüssige Medikamente ▶ Medizin-Tuben oder Inhalatoren ▶ Reinigungsmittel, Spülmittel, Waschmittel ▶ Düngemittel ▶ Schädlingsbekämpfungsmittel ▶ Kosmetika ▶ Farben, Lacke ▶ alkoholische Getränke ▶ giftige Pflanzen ▶ …	Welche? …………………………………… …………………………………… …………………………………… …………………………………… …………………………………… ……………………………………
Gefahren durch Feuer und Elektrizität, Gefahr für Verbrennungen	
Gibt es folgende Gefahrenquellen in der Wohnung? ▶ offene / geschlossene Kamine ▶ Schutzgitter / Ofenschirme ▶ Feuerzeuge / Streichhölzer ▶ ungeschützte Steckdosen ▶ elektrische Kabel ▶ ungesicherte Töpfe auf dem Herd ▶ Herdplatten ▶ …	Welche? …………………………………… …………………………………… …………………………………… …………………………………… …………………………………… ……………………………………

Checkliste häusliche Sicherheit: Gefahrenquellen

Gefahren durch verschluckbare Gegenstände oder Gegenstände, die eine Erstickungsgefahr darstellen	
▶ Plastiktüten, -folien ▶ Bänder / Schnüre ▶ kleine verschluckbare Gegenstände ▶ …	Welche? …………………… …………………… …………………… …………………… …………………… ……………………
Gefahren durch mechanische Objekte, scharfe Gegenstände	
▶ Messer oder andere scharfe Gegenstände ▶ …	Welche? …………………… …………………… ……………………
Gefahren durch Stürze	
▶ Treppen ▶ Balkone ▶ …	Welche? …………………… …………………… ……………………
Gefahren durch Ertrinken	
▶ Badewanne ▶ Planschbecken ▶ Gartenteich ▶ Eimer ▶ …	Welche? …………………… …………………… ……………………

Checkliste gesundheitsförderliches Verhalten

	Keine Beeinträchtigung	Beeinträchtigung → Maßnahmen
Sind alle U-Untersuchungen durchgeführt? Stehen U-Untersuchungen oder die J-Untersuchung* an?		
Zahnärztliche Versorgung: Wann war das Kind zuletzt beim Zahnarzt?		
Hat das Kind chronische Erkrankungen (z. B. Neurodermitis, Asthma, Unverträglichkeiten …)?		
Trägt das Kind eine Brille? Wann war die letzte augenärztliche Untersuchung?		
Muss das Kind regelmäßig Medikamente nehmen? Welche? Wann war die letzte Kontrolle?		
Mundhygiene: Putzt das Kind regelmäßig die Zähne?		
Benötigt das Kind Hilfsmittel aufgrund einer Behinderung?		
Bei welchem Kinder- / Jugendarzt ist das Kind?		
Hat die Familie einen Hausarzt? Wie heißt er oder sie?		
Liegt ein Impfpass vor? Wie ist der Impfstatus des Kindes?		
Andere? …………………………………………… …………………………………………… ……………………………………………		

*Liste der Vorsorgeuntersuchungen:
- U1 – nach der Geburt
- U2 – 3. bis 10. Lebenstag
- U3 – 4. bis 5. Lebenswoche
- U4 – 3. bis 4. Lebensmonat
- U5 – 6. bis 7. Lebensmonat
- U6 – 10. bis 12. Lebensmonat (ca. 1 Jahr)
- U7 – 21. bis 24. Lebensmonat (ca. 2 Jahre)
- U7a – 34. bis 36. Lebensmonat (ca. 3 Jahre)
- U8 – 46. bis 48. Lebensmonat (ca. 4 Jahre)
- U9 – 60. bis 64. Lebensmonat (5 Jahre)
- J1 – 12. bis 14. Lebensjahr

Maßnahmen im gesundheitsförderlichen Bereich

In folgenden Bereichen stehen notwendige Schritte / Unterstützung an	
Gesundheitlicher Bereich	Schritte / Unterstützung
....	....
....	....
....	....
....	....

Konkrete Schritte / Vereinbarungen (Welche konkreten Schritte bzw. Vereinbarungen werden getroffen?)
....
....
....
....
....
....
....

Kontrolle (Wie lassen sich die Schritte / Vereinbarungen kontrollieren?)
....
....
....
....
....
....
....

Hochstrittige Elternschaft

Hochstrittige Elternschaft beschreibt eine besonders eskalierte Form von Konflikten zwischen getrennten oder geschiedenen Eltern, die das Kindeswohl erheblich gefährden kann. Die Konflikte sind so intensiv und anhaltend, dass sie nicht mehr durch übliche rechtliche oder beratende Maßnahmen gelöst werden können.

Eskalationsstufen. In Anlehnung an Alberstötter (2004) können verschiedene Konflikt-Eskalationsstufen unterschieden werden. Während es im ersten Stadium zu zeitweilig verhärtet erscheinenden Streitigkeiten kommt, sind gleichzeitig aber auch noch Verhandlungslösungen möglich. Eine weitere Eskalationsstufe wird in der Regel erreicht, wenn weitere Personen in den Konflikt einbezogen werden und es zu öffentlichen Diffamierungen kommt. Im dritten Stadium werden Feindseligkeiten offen ausgetauscht, die Kinder werden ebenso wie alle Personen des Umfeldes (Verwandte, Freund:innen, beteiligte Helfer:innen) instrumentalisiert, um den Ex-Partner bzw. die Ex-Partnerin zu schädigen. Das Wohlergehen der Kinder wird in den Handlungen der Beteiligten – auch wenn sie im Gespräch anderes zu vermitteln versuchen – nicht mehr berücksichtigt. Rechtsstreitigkeiten um Umgang und / oder Sorgerecht sind obligatorisch.

Dietrich et al. (2010, S. 11) beschreiben, dass getroffene Vereinbarungen nicht eingehalten werden, die Beziehung des Kindes zum jeweils anderen Elternteil nicht respektiert werde und dass die Kinder in den Konflikt einbezogen werden. Familiengerichte können keine für alle Seiten annehmbaren Lösungen erreichen und auch andere Helfer:innen können mit dem üblichen Instrumentarium (z. B. Mediation) die Konflikte nicht zufriedenstellend bearbeiten. Beeindruckend ist die jeweilige »Realitätskonstruktion mit Absolutheitsanspruch« (Paul & Dietrich, 2007, S. 15): Die betroffenen Eltern können keinen Änderungsbedarf bei sich selbst erkennen und sehen Änderungsbedarf quasi ausschließlich bei dem jeweils anderen Elternteil. Die Bundeskonferenz für Erziehungsberatung erläutert zur Paardynamik zusätzlich: »Mann und Frau trennen sich als Paar, um Distanz zueinander zu schaffen. Ein häufiges und wichtiges Merkmal von Hochstrittigkeit ist, dass diese Distanzierung nicht gelingt und stattdessen eine destruktive emotionale Verstrickung beherrschend wird« (bke, 2013, S. 6).

Schlaglichtartig lässt sich das Konfliktverhalten hochstrittiger Eltern so zusammenfassen:

- **Anhaltende und eskalierende Streitigkeiten:** Die Eltern führen langanhaltende, immer wiederkehrende und sich verschärfende Konflikte, häufig auch vor Gericht.
- **Unfähigkeit zur Deeskalation:** Es gelingt den Eltern nicht mehr, Konflikte eigenständig zu entschärfen oder Kompromisse zu finden.
- **Instrumentalisierung der Kinder:** Kinder werden bewusst oder unbewusst in den Konflikt hineingezogen, als »Waffe« oder »Boten« benutzt.
- **Feindseligkeit und Kränkungen:** Tiefe Verletzungen und ein unstillbares Rachebedürfnis prägen die Beziehung, oft verbunden mit gegenseitigen Schuldzuweisungen und Verleumdungen.
- **Rechtswidrige oder unzulässige Handlungen:** Zum Beispiel Drohungen, Kindesentzug oder das Verhindern von Kontakt zum anderen Elternteil.
- **Einbeziehung des sozialen Umfelds:** Freund:innen, Verwandte und Kolleg:innen werden in den Konflikt hineingezogen; es wird »schmutzige Wäsche gewaschen«.
- **Häufiger Wechsel von Anwälten und gerichtlichen Verfahren:** Die Eltern sind oft in mehrere Gerichtsprozesse verwickelt, die wenig zur Konfliktlösung beitragen.

Hochstrittige Elternschaft

Durch das auf den Paarkonflikt zentrierte Denken, Fühlen und Verhalten der Eltern ist eine Kindeswohlgefährdung naheliegend. Die Kinder fühlen sich hilflos und häufig emotional hoch belastet. »Nicht selten versuchen sie, mit ihrem eigenen Verhalten wieder mehr Kontrolle über die Situation zu erlangen. Wenn sie z. B. den Kontakt zu dem nicht mit ihnen zusammenlebenden Elternteil aussetzen, hoffen sie, dadurch weniger mit dem Elternkonflikt konfrontiert zu werden« (Borg-Laufs et al., 2018, S. 139).

Während üblicherweise nach einer Trennung eine kooperative Elternschaft anzustreben ist, scheint dies in vielen Fällen hochstrittiger Elternschaft kaum mehr erreichbar. Im Sinne des Kindeswohles ist eine parallel ausgeübte Elternschaft anzustreben, die nicht mehr vollständig von Konflikten geprägt ist.

Für die Arbeit mit hochstrittigen Eltern gibt es einige allgemeine Hinweise (vgl. ausführlicher Borg-Laufs et al., 2018, S. 137 ff.; Fichtner et al., 2010).

Gesprächsführung. Das Gespräch mit hochstrittigen, kindeswohlgefährdenden Eltern erfordert eine besonders strukturierte, klare und kindeswohlorientierte Gesprächsführung. Ziel ist es, die Aufmerksamkeit der Eltern auf die Bedürfnisse des Kindes zu lenken, destruktive Dynamiken zu unterbrechen und kindeswohlgefährdende Verhaltensweisen zu verhindern. Falls möglich, ist es sinnvoll, den Eltern zunächst in Einzelgesprächen (oder auch in schriftlicher Form) Gelegenheit zu geben, ihre eigene Sicht der Dinge darzulegen, bevor gemeinsame Gespräche geführt werden. Darüber hinaus sind folgende – von üblichen therapeutischen Vorgehensweisen z. T. abweichende – Regeln im Gespräch mit den Eltern sinnvoll:

- **Klare Gesprächsstruktur und Regeln festlegen:** Zu Beginn Ablauf, Gesprächsregeln (z. B. Ausreden lassen, keine Schuldzuweisungen), Dauer und Ziel des Gesprächs erläutern.
- **Kindeswohl als oberste Priorität betonen:** Zu jedem Zeitpunkt wird deutlich gemacht, dass das Wohl des Kindes im Mittelpunkt steht und nicht die Interessen der Eltern. Dazu müssen immer wieder das Befinden und die Bedürfnisse des Kindes angesprochen werden.
- **Neutralität und Allparteilichkeit:** Die Gesprächsleitung bleibt neutral, zeigt Verständnis für beide Seiten und achtet darauf, keine Partei zu ergreifen. Hochstrittige Eltern sind hochsensibel für vermeintliche »Verbrüderungen« mit dem »Gegner« und suchen ihrerseits ständig Verbündete.
- **Ergebnisoffenheit:** Das Gespräch dient nicht der Schuldzuweisung, sondern der gemeinsamen Suche nach Lösungen zum Schutz des Kindes. Gleichzeitig können schwere Vorwürfe im Raum stehen (gerade bzgl. kindeswohlgefährdenden Verhaltens). In diesen Fällen müssen Therapeut:innen überlegen, in welcher Weise und von wem entsprechende Vorwürfe zum Wohle des Kindes geklärt werden können.
- **Hohe Strukturierung und Direktivität:** Je höher das Konfliktniveau, desto wichtiger sind klare Führung und Regelsetzung.
- **Beschuldigungen in Bedürfnisse umwandeln:** Eltern anleiten, statt Vorwürfen eigene Wünsche und Bedürfnisse zu formulieren.
- **Grenzen setzen:** Bei destruktivem Verhalten Gespräch unterbrechen und auf die Einhaltung der Regeln bestehen.

Gesprächsleitfaden für die Beratung hochstrittiger Eltern

Datum: .... Interviewer:in: .... Interviewte Person: ....

Einstieg

(1) Begrüßung, eigene Rolle darstellen
(2) Ziel des Gesprächs formulieren (»Wir sind heute hier, um gemeinsam zu überlegen, wie wir das Wohl Ihres Kindes schützen können.«)
(3) Gesprächsregeln festlegen (z. B. ausreden lassen, auf Schuldzuweisungen verzichten, eigene Wünsche formulieren)

Protokoll

....

....

....

....

....

....

Fragen an die Eltern zu ihrer Wahrnehmung der Situation ihres Kindes

(1) (*beide Elternteile, nacheinander, ohne sich zu unterbrechen*): Was nehmen Sie wahr, wie es Ihrem Kind im Moment geht, wie es sich fühlt?
(2) Was glauben Sie, was Ihr Kind konkret belastet?
(3) Was denken Sie, was Ihrem Kind guttun würde?

Protokoll

....

....

....

....

....

....

Gesprächsleitfaden für die Beratung hochstrittiger Eltern

Information / Psychoedukation

(1) Über das Erleben des Kindes aus Therapeutensicht berichten. Diagnostische Ergebnisse darlegen
(2) Zusammenhang zwischen Elternkonflikt und Gefühlen / Verhalten des Kindes erläutern
(3) Betonen, dass beide Eltern Verantwortung für das Kindeswohl übernehmen müssen

Protokoll

....

....

....

....

....

....

....

....

Ressourcen und Wünsche herausarbeiten

(1) Gab es Situationen, in denen Sie gemeinsam gute Lösungen für Ihr Kind gefunden haben?
(2) Was wünschen Sie sich für Ihr Kind?

Protokoll

....

....

....

....

....

....

....

....

Gesprächsleitfaden für die Beratung hochstrittiger Eltern

Vereinbarungen treffen

(1) Die Eltern werden noch einmal daran erinnert, wie der Zusammenhang zwischen ihrem Verhalten und den Gefühlen / Verhaltensweisen des Kindes ist.
(2) Frage nach konkreten Veränderungsvorschlägen für das eigene Verhalten an beide Eltern
(3) Direktiv reagieren und deutlich machen, wenn die angekündigten Veränderungen nicht ausreichend sind. Ggf. direktiv auf weitere Veränderungen hinwirken
(4) Vereinbarungen schriftlich festhalten

Protokoll

....

....

....

....

....

....

....

Gesprächsabschluss / Ausblick

(1) Zusammenfassung der Ergebnisse, Darlegung der nächsten Schritte
(2) Vereinbarung weiterer Termine
(3) Wertschätzung für die Bereitschaft beider Elternteile, sich für das Wohl ihres Kindes hier ausgetauscht zu haben

Protokoll

....

....

....

....

....

....

....

Hilfe für Eltern, die in Beziehung bleiben wollen zu den eigenen gewalttätigen Kindern

Wenn Kinder gegen ihre Geschwister oder, seltener, gegen ihre Eltern so massiv gewalttätig werden oder Geschwister sexuell missbrauchen, dass ein weiteres Zusammenleben in der Familie für die angegriffenen Familienmitglieder ein zu hohes Risiko darstellt, wird häufig entschieden, diese Kinder zumindest vorübergehend aus der Familie zu nehmen, teilweise auch gegen den Willen der Erziehungsberechtigten. Für die Eltern bedeutet diese Entscheidung, vor allem, wenn sie gegen ihren Willen getroffen wurde, eine massive Kränkung, dass das Gericht ihnen nicht zutraut, selbst den Schutz der Geschwisterkinder und / oder auch den eigenen Schutz sicherzustellen. Manche Eltern(-teile) brechen aufgrund dieser Kränkung den Kontakt zum gewalttätigen Kind ab.

Verletzungen Aller ernst nehmen. Wenn sie den Kontakt halten wollen, haben sie die schwere Aufgabe, die verschiedenen Verletzungen ernst zu nehmen: die Verletzungen der von der Gewalt betroffenen Geschwister, die eigenen Verletzungen und die Verletzung des gewalttätigen Kindes, das fortgeschickt worden ist. Und es besteht große Angst der beteiligten Personen, dass die jeweils anderen bevorzugt werden könnten, was automatisch eine massive Abwertung der eigenen Person und des eigenen Leides bedeuten würde.

Schuldfrage. Außerdem geht es immer um die erlebte »Schuld«. Betroffene fragen sich, wie viel »Schuld« an der Gewalthandlung sie möglicherweise haben. Es gibt eine ausgeprägte Tendenz bei allen Beteiligten, die Schuld nicht allein dem gewalttätigen Kind zuzuordnen, sondern auch Fehler bei den Betroffenen und bei den Eltern zu sehen. Dadurch erhält man das gewalttätige Kind etwas liebenswerter (vgl. **INFO 20** »Basiswissen zu Voraussetzungen und Dynamik der Gewalt – Grundprinzipien und Handlungsleitfäden für die Therapie«).

Für den angemessenen Umgang führt aber kein Weg daran vorbei, eine klare und sachliche Position zu entwickeln. Es ist gut, sein Kind verstehen zu wollen. Das bedeutet aber nicht, seine Verantwortung wegzureden, sondern ernsthaft zu prüfen, ob und unter welchen Bedingungen man ihm verzeihen kann.

Hilfe für Eltern, die in Beziehung bleiben wollen zu den eigenen gewalttätigen Kindern

Aufgaben der Therapeut:innen im Umgang mit den Eltern sind daher:

- emotionale Begleitung der Eltern mit Blick auf die eigenen Schuldgefühle
- möglichst sachlich besprechen, wer welche Verantwortung für das Geschehene übernehmen muss
- die Eltern begleiten bei dem Versuch, das gewalttätige Kind zu verstehen
- Es kann sein, dass dabei Schuldgefühle der Eltern wieder Thema werden. Diesmal kann es auch um reale Schuld gehen. Das bedeutet, dass auch die Eltern sich eigene Schuld verzeihen müssen.
- Immer wieder den Blick auf die betroffenen Kinder richten und auf deren Angst, in ihrem Leid nicht wirklich gesehen zu werden. Das bedeutet für die Eltern Schmerz und oft auch wieder Schuldgefühle.
- das Risiko ernst nehmen, dass die Eltern diese Spannung nicht aushalten und doch den Kontakt zu einer der Parteien abbrechen
- praktikable Lösungen erarbeiten (z. B. die Eltern besuchen abwechselnd das gewalttätige Kind in der Einrichtung, vermeiden aber alle Kontakte der Kinder untereinander)
- für besonders schwierige Zeiten (Geburtstage, Weihnachten …) die Absprachen am besten bei Hilfeplangesprächen treffen
- Wenn das gewalttätige Kind aus der spezialisierten Einrichtung entlassen werden kann, kann es sinnvoll sein, dass es nicht in die Familienwohnung zurückkehrt. Können in der Verwandtschaft, im Freundeskreis, in der Jugendhilfe Familien oder andere Wohnsituationen gefunden werden, wo dieses Kind leben kann, bis es erwachsen ist?
- Mit den Eltern einen Umgang damit erarbeiten, wenn die betroffenen Kinder den Kontakt systematisch ablehnen. Wer geht auf welche Familienfeste? Welche Sprachregelung gilt in der Familie? Welche gilt in der Nachbarschaft, im Freundeskreis?
- Jederzeit alle Situationen und alle Aktionen würdigen und feiern, in denen etwas gelungen ist und sich zumindest kurzfristig gut angefühlt hat.

Die Begleitung der Eltern im Umgang mit den gewalttätigen Kindern ist ein langer Weg und eigentlich kein Thema für die Psychotherapie. Aber Eltern können unter diesen Belastungen psychisch erkranken oder vorher schon erkrankt gewesen sein. Dann ist es wichtig, die immense Belastung für die Eltern zu würdigen, und dann können die oben genannten Themen relevant werden. Und es kann wichtig sein, wenn die Eltern einverstanden sind, Kontakt mit dem Jugendamt aufzunehmen, um die Maßnahmen der Jugendhilfe gut zu begleiten oder auch mit der therapeutischen Perspektive Einfluss zu nehmen.

Gespräch mit Eltern(-teilen), die man des sexuellen Missbrauchs oder der sadistischen Misshandlung verdächtigt

Neben Eltern, von denen man annimmt, dass sie im Prinzip das Wohl ihrer Kinder im Auge haben, gibt es Eltern(-teile), die wissen, dass sie eine Straftat begehen und die Schädigung ihrer Kinder dabei mit unterschiedlichen Argumenten in Kauf nehmen (vgl. **INFO 20** »Basiswissen zu Voraussetzungen und Dynamik der Gewalt – Grundprinzipien und Handlungsleitfäden für die Therapie«). Genau darauf muss die Gesprächsstrategie abgestimmt sein. Verwirrend kann sein, dass dieselben Eltern an anderer Stelle durchaus sehr fürsorgliche und liebevolle Eltern sein können. Das gilt aber nie für den sexuellen Missbrauch und die sadistische Misshandlung, das gilt nie für die Maßnahmen des Grooming zum Kind oder den Bezugspersonen und der weiteren Umwelt. Sie wissen zu jeder Zeit, dass der sexuelle Missbrauch eine Straftat ist und folglich um keinen Preis aufgeklärt werden darf. Stattdessen sollen die Bedingungen, wenn möglich, so bleiben, dass sie ihn fortführen können. In diesem Gespräch ist also weder ein Geständnis noch der Beweis der Unschuld der Eltern zu erwarten. Stattdessen geht es um die Planung des weiteren Vorgehens.

Voraussetzungen für das Gespräch mit den beschuldigten Eltern(-teilen)

Wenn man Missbraucher:innen erreichen oder gar zu einem Teilgeständnis bewegen will, muss man viel über die Tat wissen. Täter:innen brauchen ein ausgefeiltes Verantwortungs-Abwehrsystem, um sich gegen besseres Wissen erlauben zu können, Kinder sexuell zu missbrauchen. Sie werden sich und anderen nur dann etwas zugeben, wenn sie im Leugnen keine weitere Chance sehen. Daher müssen die Fachkräfte, die das Gespräch führen wollen, genau wissen, wie der Verdacht überhaupt entstanden ist. Wer hat wann was zu wem gesagt oder was ist wann und wo von wem beobachtet worden? Wer hat als Erster den Verdacht geäußert? Was ist danach geschehen? Welche juristische Relevanz haben die zusammengetragenen Aussagen und Beobachtungen?

Es kann sinnvoll sein, zur Klärung dieser Fragen im Vorfeld zu einer Helferkonferenz einzuladen. Am Ende muss entschieden werden, ob noch weitere Maßnahmen zur Verdachtsklärung vor dem Elterngespräch durchgeführt werden sollen und welche Maßnahmen zum Kinderschutz notwendig und durchführbar sind. Da Missbraucher:innen immer den Druck auf die Opfer erhöhen, wenn die Gefahr der Aufdeckung besteht, muss vor einem Konfrontationsgespräch mit den Eltern geklärt sein, ob das Kind nicht schon vorher in Obhut genommen wird.

Hier wird deutlich, dass dies in aller Regel nicht Aufgabe für die behandelnden Psychotherapeut:innen sein wird, sondern für die sozialen Dienste der Jugendämter. Die Therapeut:innen der Kinder können aber den sozialen Dienst der Jugendämter durch Detailwissen über den Missbrauch unterstützen, wenn die Kinder damit einverstanden sind. Das Gleiche gilt für die Therapeut:innen der nicht missbrauchenden Elternteile. Unter Umständen können die Konfrontationsgespräche mit den Beschuldigten auch gemeinsam mit den Fachkräften des Jugendamtes durchgeführt werden. Dazu gehört aber eine große Sicherheit in der Sache. Das Risiko, dass der / die Beschuldigte die Gesprächspartner:innen von seiner / ihrer Unschuld überzeugt, ist groß.

Mögliche Zielsetzungen für das Gespräch mit den verdächtigten Eltern(-teilen)

- **Kennenlernen der Eltern**
  Man kann sich entscheiden, die Eltern unter einem Vorwand kennenzulernen. Dabei geht es um einen Eindruck von der Wohnsituation, den familiären Gepflogenheiten und dem Auftreten der Eltern. Das kann hilfreich für die weitere Arbeit mit dem Kind sein. Aber es gelingt in solchen Kennenlerngesprächen nie, den Missbrauchsverdacht zu klären. Täter:innen sind stets darauf vorbereitet,

wie sie einen Verdacht entkräften können, und sie haben gute Kenntnisse und Erfahrungen darin, andere Menschen zu manipulieren. Ruud Bullens, Direktor des *Diagnostisch Expertise Centrum* (DEC) in Amsterdam, bezeichnet Täter:innen als »two face« – und nur das Opfer lernt beide Seiten kennen. Missbraucher:innen gestehen das, was man ihnen beweisen kann. Es gibt keine Indikatoren, woran man sie erkennen kann. Und wenn sie eine Ahnung davon bekommen, dass jemand Verdacht schöpft, werden sie den Geheimhaltungsdruck auf das Kind erhöhen. Der Weg zur Klärung des Verdachtes geht immer über das Kind und etwaige Zeug:innen.

▶ **Konfrontation mit dem Verdacht und Handlungsabsprachen**

Letztes Ziel jedes Elterngesprächs ist es, die Eltern mit dem Verdacht zu konfrontieren. Je mehr Details zum Missbrauch bekannt sind, umso eher kann es gelingen, die Kooperation der missbrauchenden Eltern zu gewinnen. Man kann ihnen dann deutlich machen, dass sie keine Chance haben, den Missbrauch zu leugnen (mit allen daraus resultierenden Konsequenzen), dass sie aber durch Kooperation oder sogar Geständnis nur Vorteile gewinnen (in der persönlichen Situation mit Kind und Ehepartner:in, beim Familiengericht und in einem möglichen Strafverfahren). Man darf allerdings nie versprechen, dass es nicht zur Anzeige kommt, weil das Kind vielleicht irgendwann doch das Bedürfnis hat, die Straftat öffentlich zu machen. In diesem Konfrontationsgespräch versucht man, die Einwilligung der Eltern in Schutz- und Hilfsmaßnahmen für das Kind und ggf. in weitere Maßnahmen zur Klärung des Verdachts zu bekommen.

Häufig ist nur ein Elternteil Täter:in. Ziel des Konfrontationsgesprächs könnte z. B. sein, ihn zum Auszug zu bewegen und bis auf Widerruf keinen Kontakt zum Kind aufzunehmen. Man kann versuchen, den fürsorglichen und liebevollen Teil der missbrauchenden Eltern anzusprechen und ihnen deutlich zu machen, was sie durch ihr jetziges Handeln auch wieder gutmachen können. Auch Missbraucher:innen können ihr Kind lieben. Nur darf man nie aus dem Blick verlieren, dass der Täteranteil in einer Person alles tun wird, um die Tat zu leugnen, zu verschleiern, zu bagatellisieren. Daher kommt es so sehr auf die Klarheit der Fachkräfte an. Wenn man selbst sehr unsicher ist, was man von Beschuldigungen halten soll, spricht man den Verdacht trotzdem deutlich aus und versucht, die Eltern zur Kooperation bei der Klärung des Verdachts zu bewegen.

Eltern, die zu Unrecht verdächtigt sind, haben naturgemäß ein großes Interesse daran, ihre Unschuld geklärt zu haben. Daher ist immer auch zu überlegen, wann man die Eltern als entlastet ansieht und wie man mit weiter bestehendem, aber ungeklärtem Verdacht umgehen will. Leider gibt es keine allgemeingültigen Regeln, nach denen man die Unschuld von Eltern erkennen kann, und anders als bei Misshandlung helfen auch keine regelmäßigen Untersuchungen. Es bleibt letztlich eine persönliche Entscheidung der ASD-Fachkraft anhand individuell fallbezogener Kriterien, bei der diese sich möglichst im Team und in der Helferkonferenz Unterstützung holen sollte.

▶ **Rahmenbedingungen für ein Konfrontationsgespräch**

Man sollte ein solches Gespräch immer zu zweit führen. Vier Augen sehen mehr als zwei und dem / der Beobachter:in gelingt es oft leichter, die Strategien der Täter:innen zu erkennen. Ort sollte das Jugendamt oder eine Beratungsstelle sein, nicht die Privatwohnung der Familie. Die Zeit sollte genau festgelegt und die Inobhutnahme des Kindes vorbereitet sein. Die Grundhaltung der Gesprächsführenden ist klar und offen. Sie nennen Verdacht und Konsequenzen beim Namen. Aber sie betrachten nicht nur den Anteil der Eltern, der sich so furchtbar dem Kind gegenüber verhält, sondern durchaus auch den Anteil, der sich abgesehen vom Missbrauch auch um sein Kind bemüht hat. Es ist hilfreich, im Vorfeld mögliche Ansprechpartner:innen für die Eltern zu suchen, sodass diesen bei Kooperationsbereitschaft Hilfe angeboten werden kann.

Gespräch mit Eltern(-teilen), die man des sexuellen Missbrauchs oder der sadistischen Misshandlung verdächtigt

Falls bereits eine Anzeige erfolgt oder konkret geplant ist, sollte man sich im Vorfeld mit der Polizei besprechen. Es ist unklug und behindernd für ein Strafverfahren, ein Gespräch mit den Beschuldigten zu führen, wenn die Polizei genau das noch nicht gemacht hat. Das warnt die Beschuldigten und gibt ihnen die Möglichkeit, sich auf die polizeiliche Vernehmung besser vorzubereiten. Unter Umständen ist ein gemeinsames Gespräch mit der Polizei möglich.

▶ **Konsequenzen aus dem Gespräch**

Ein Konfrontationsgespräch sollte mit genauen Absprachen enden. Zieht der / die Täter:in aus? Kommt das Kind ins Heim, zur Oma, zur Freundin? Wie lange soll die Trennung dauern? Welche Auflagen gibt es für den / die Beschuldigte(n) (z. B. Therapie)? Welche weitere Arbeit ist mit dem Kind möglich? Falls nur ein Elternteil Täter:in ist: Wer begleitet und stützt den anderen Elternteil (dies ist eine absolut vordringliche Aufgabe, weil dieser für den weiteren Schutz des Kindes gewonnen werden muss, sich aber selbst bei der Konfrontation in einer absoluten Schocksituation befindet)? Wann ist das nächste Elterngespräch mit dem Jugendamt? Was soll bis dahin geschehen sein? Gibt es jemanden, der Anzeige erstatten will? (Niemand muss anzeigen! Die Verjährungsfristen reichen weit ins Erwachsenenalter hinein, vgl. Strafrecht.) Was muss mit Blick auf ein Strafverfahren vereinbart werden? Wenn es zum Strafverfahren kommt, werden Jugendamt und Psychotherapeut:innen u. U. gehört. Alle Absprachen und auch die Verweigerung von Absprachen sollten schriftlich festgehalten werden. Am Ende des Elterngesprächs muss klar sein, ob die weiteren Schritte mit den Eltern gemeinsam oder zumindest mit einem Elternteil geplant werden können oder ob ein Antrag auf Sorgerechtsentzug oder Aussetzung des Umgangsrechts beim Familiengericht beantragt wird.

In jedem Fall ist es klug, den Eltern Hilfen anzubieten (Fachberatungsstellen, Erziehungsberatungsstellen), weil es über längerfristige Beratung manchmal gelingt, vor allem die nicht missbrauchenden Elternteile doch noch zur Kooperation zu gewinnen. Und auch die missbrauchenden Elternteile bekommen im Rahmen von Täterberatung oder -therapie eine neue Chance für ihr Leben, auch wenn sie sie nur nutzen, um bei Gericht weniger harte Urteile zu erreichen.

Info • Aufgabe der Kinder- und Jugendlichentherapeut:innen beim konfrontierenden Elterngespräch

- ▶ Einholen des Einverständnisses des Kindes / Jugendlichen über den Informationsaustausch mit dem Jugendamt; konkrete Absprachen, was das Jugendamt wissen darf
- ▶ Aussagen dokumentieren und dem Jugendamt zur Verfügung stellen
  - zum Missbrauchs- oder Misshandlungsgeschehen
  - zu den Erzählungen des Kindes über die Eltern
  - zu den konkreten Ängsten des Kindes mit Blick auf die Reaktionen der Eltern
  - falls vorhanden zur weiteren Familie (Geschwister, Großeltern …)
- ▶ Beständiger Austausch und Absprache mit dem Kind / Jugendlichen über das, was beim Jugendamt geplant oder durchgeführt worden ist, und über die Gefühlslage des Kindes / Jugendlichen

(Kindler et al., 2006b)

Rückführung nach Kindeswohlgefährdung

Im Kontext von Herausnahmen eines Kindes oder Jugendlichen aus seiner/ihrer Herkunftsfamilie sollen die Bedingungen so geändert werden, dass das betroffene Kind bzw. der betroffene Jugendliche wieder zu seiner Herkunftsfamilie zurückkehren kann. Hier ist allerdings sorgfältig vorzugehen und es sind verschiedene Aspekte zu berücksichtigen. Die Trennung des Kindes von der Familie erfolgte aus gutem Grund und es muss sichergestellt sein, dass die Bedingungen sich inzwischen so geändert haben, dass die Gefahr einer erneuten Kindeswohlgefährdung nicht mehr gegeben ist. Dafür ist es i. d. R. aus psychologischer Sicht nicht ausreichend, dass sich bestimmte Rahmenbedingungen verändert haben, etwa finanzielle oder den Zustand der Wohnung betreffende Veränderungen. Trotz solcher veränderten Rahmenbedingungen haben sich möglicherweise relevante soziale und psychische Bedingungen nicht verändert und es besteht die Gefahr, dass es zu einer erneuten Kindeswohlgefährdung kommt. Hier ist zu berücksichtigen, dass die wenigen vorliegenden Untersuchungen in diesem Zusammenhang auf erhebliche Probleme hinweisen. Kindler et al. (2006a) berichten, dass »erschreckend hohe Raten erneuter Misshandlung bzw. Vernachlässigung nach einer Rückführung« in internationalen Studien berichtet werden. Eine auf Deutschland bezogene Untersuchung konstatiert Ähnliches (vgl. Malter & Nabert, 2007).

In diesem Kontext kann es sein, dass auch am Fall beteiligte psychotherapeutische Fachkräfte nach ihrer (sachverständigen) Meinung gefragt werden. Folgende Aspekte müssen dabei erwogen werden:

(1) Wille des Kindes bzw. des/der Jugendlichen

Je älter das Kind bzw. je höher seine kognitive Reife ist, desto mehr ist der Wille des Kindes zu berücksichtigen. Aus psychologischer Sicht ist allerdings zu beachten, dass insbesondere jüngere Kinder nur eingeschränkt zu einer angemessenen Einschätzung der Folgen ihres Willens in der Lage sind. Solange die Kinder noch kein festes neues Lebensumfeld mit neuen Bindungen haben, werden sie in aller Regel den Willen äußern, zu den Eltern zurückkehren zu wollen. Auch Versprechungen der Eltern oder fehlendes Verständnis von Geschwistern für einen anderen geäußerten Willen verstärken häufig den Willen, wieder bei den leiblichen Eltern zu leben.

An dieser Stelle kann es für Therapeut:innen zu einem Dilemma kommen, einerseits den zum Ausdruck gebrachten Willen des Kindes zu berücksichtigen, aber andererseits zu einer eigenen anderen fachlichen Einschätzung zur Rückkehr zu kommen. Und dieses Dilemma wiegt besonders schwer, weil die Kinder während der erlebten Kindsmisshandlung und vielleicht auch bei einer Herausnahme aus der Familie gegen ihren Willen sehr viel Ohnmacht erlebt haben und es therapeutisch so wichtig wäre, ihrem erklärten Willen Gewicht zu geben und ihm zu folgen.

(2) Vulnerabilität/Entwicklungsstand/Resilienz des Kindes

Von besonderer Bedeutung – auch in Abwägung mit den Erziehungsfähigkeiten der Eltern – ist die psychische Verfassung des betroffenen Kindes oder Jugendlichen. Ist zu erwarten, dass er oder sie auch mit schwierigen Situationen in der Herkunftsfamilie wird umgehen können, oder ist das nicht der Fall? Welche Bedarfe hat er oder sie hinsichtlich Förderung und Unterstützung? Wird darauf nach einer Rückführung angemessen reagiert werden können (ggf. auch durch die glaubhafte Bereitschaft der Eltern, externe Förderung zu unterstützen)? Sofern das Kind in seiner Herkunftsfamilie etwa durch sexuellen Missbrauch oder durch Misshandlung oder durch das Erleben von Partnerschaftsgewalt traumatisiert worden ist, so muss in besonderer Weise beachtet werden, dass eine Rückführung eine Re-Traumatisierung nach sich ziehen könnte.

(3) Risiko für erneute Kindeswohlgefährdungen
Um zu überprüfen, inwieweit ein Risiko für erneute Kindeswohlgefährdungen besteht, ist zu beachten, was die Bedingungen waren, die das kindeswohlgefährdende Verhalten der Eltern hervorgerufen haben. Da menschliches Verhalten unter unveränderten Bedingungen eher zu Stabilität tendiert, ist dezidiert zu berücksichtigen, ob die aufrechterhaltenden Bedingungen sich verändert haben. Beispielsweise könnte die funktionale Analyse (s. **AB 11**) herangezogen werden, um die seinerzeit aufrechterhaltenden Bedingungen zu erfassen, sodass dann geklärt werden kann, ob die Verhaltensweisen der Eltern mit hinreichender Wahrscheinlichkeit zukünftig anders sein werden, weil sich an den ursächlichen Bedingungen (z. B. ungünstige kognitive Schemata der Eltern; psychische Krankheit der Eltern; verletzte psychische Grundbedürfnisse) etwas geändert hat.

(4) Bindung des Kindes an die Eltern
Zu fragen ist, ob überhaupt einmal eine schützenswerte Bindung an die leiblichen Eltern bestand. In vielen Fällen handelte es sich um hochunsicher-desorganisierte Bindungen oder es hat gar kein Bindungsaufbau stattgefunden (Bindungsstörung). Dies ist anamnestisch und anhand vorhandener Vorgutachten zu klären. Sollte eine schützenswerte Bindung bestanden haben, so ist dann noch einzuschätzen, ob diese auch nach der Trennung von den Eltern noch Bestand hat. Je länger die Trennung angedauert hat, desto eher ist davon auszugehen, dass dies nicht mehr der Fall ist. Dies gilt wiederum umso mehr, je jünger das Kind ist. Sofern aber eine schützenswerte Bindung (auch wenn sie als unsichere Bindung betrachtet werden kann) vorhanden ist, würde das für eine Rückführung sprechen.

(5) Erziehungsfähigkeit der Herkunftseltern
Auch ehemals misshandelnde oder vernachlässigende Eltern können, wenn sie sich ggf. mit professioneller Hilfe um Änderungen bemüht haben, Einstellungen, Haltungen und Verhaltensbereitschaften deutlich geändert haben. Allerdings muss auch berücksichtigt werden, dass die betroffenen Kinder im Laufe ihres Lebens häufig erhebliche Verhaltensauffälligkeiten entwickelt haben, möglicherweise unter Traumafolgen leiden usw. Insofern muss bei den Eltern sogar eine besonders hohe Erziehungsfähigkeit vorliegen, um mit den Problemen des Kindes angemessen umgehen zu können.

(6) Beziehung / Bindung des Kindes zu neuen Bezugspersonen
Das betroffene Kind hat allein durch die Trennung von den Eltern schon einen Abbruch erlebt. Ist das Kind in einer Pflegefamilie untergebracht, sind mit hoher Wahrscheinlichkeit neue Bindungen entstanden, die schützenswert sind. Ein weiterer Bindungsabbruch ist den Kindern in den allermeisten Fällen nicht zuzumuten. Aber auch in pädagogischen Einrichtungen sind möglicherweise intensive und schützenswerte Beziehungen zu den Betreuer:innen entstanden.

Die nachfolgende Liste soll helfen, die relevanten Bedingungen zu erfassen, um sie im Einzelfall für eine Einschätzung und ggf. als Ausgangspunkt für eine gutachtliche Stellungnahme zu nutzen.

Rückführung nach Kindeswohlgefährdung

Einschätzungshilfe zur Rückführung eines Kindes bzw. Jugendlichen

Erläuterung: Alle sechs Aussagen müssen bejaht werden, wenn eine Rückführung befürwortet werden soll. Es können die Befunde und Einschätzungen zu den einzelnen Fragen notiert werden.

☐ Äußert das Kind den Willen, wieder bei den Eltern leben zu wollen?
Zusammenhänge, Hintergründe, Loyalitätsprobleme, Versprechungen, Klarheit des geäußerten Willens?

....

....

☐ Ist das Kind hinreichend stabil bzw. resilient für eine Rückführung?
Förderbedarf, Verhaltensauffälligkeiten, psychische Erkrankung, Traumata ...?

....

....

☐ Kann ein erneutes kindeswohlgefährdendes Verhalten mit großer Wahrscheinlichkeit ausgeschlossen werden?
Wurden die psychischen und sozialen Bedingungen, die das kindeswohlgefährdende Verhalten seinerzeit aufrechterhalten haben, nachhaltig verändert?

....

....

☐ Ist eine schützenswerte Eltern-Kind-Bindung vorhanden?
Was spricht für eine vorhandene, schützenswerte Eltern-Kind-Bindung?

....

....

☐ Sind die Eltern hinreichend erziehungsfähig?
Hinweise bzgl. Erziehungshaltungen und Erziehungsverhalten

....

....

☐ Ist sichergestellt, dass aus Sicht des Kindes kein Bindungsabbruch zu neuen Bezugspersonen stattfindet?
Sind aus Sicht des Kindes weitere wichtige Bindungen / Beziehungen vorhanden und wie wird damit umgegangen?

....

....

5.3 Selbstfürsorge für Psychotherapeut:innen

Die Arbeit im Kontext von Kindeswohlgefährdung kann Psychotherapeut:innen selbst sehr belasten und an eigene Grenzen bringen. Wir müssen die für Veränderung notwendige Nähe zu allen Beteiligten herstellen können, gleichzeitig aber im Sinne von Selbstschutz und professionellem Handeln auch die nötige Distanz bewahren. Für ein kompetentes, patientengerechtes Handeln sind Selbstreflexion und Selbstschutz von entscheidender Bedeutung.

Arbeits- und Informationsmaterialien

INFO 29 Psychohygiene von Psychotherapeut:innen im Umgang mit Kindeswohlgefährdungen
Dieses Informationsblatt enthält einige ganz grundsätzliche Handlungsempfehlungen zum selbstschützenden und selbstreflexiven Handeln von Psychotherapeut:innen in Kindeswohlfällen.

AB 45 Reflexion eigener Kindheitserfahrungen
Dieses Arbeitsblatt zur Selbstreflexion soll helfen, Kindeswohlgefährdungsfälle vor dem Hintergrund des bewussten Umgangs mit eigenen Erfahrungen und Haltungen trotz hoher Belastung professionell zu gestalten.

Psychohygiene von Psychotherapeut:innen im Umgang mit Kindeswohlgefährdungen

Die Arbeit mit Familien, in denen eine Kindeswohlgefährdung vorliegt, stellt Psychotherapeut:innen vor erhebliche emotionale, ethische und fachliche Herausforderungen. Die ständige Konfrontation mit Leid, Ohnmacht und möglichen Grenzverletzungen kann zu einer hohen psychischen Belastung führen und erfordert gezielte Maßnahmen zur eigenen Psychohygiene und zum Selbstschutz (vgl. Witt, 2023).

- **Supervision und kollegiale Beratung.** Wir empfehlen unbedingt regelmäßige Inter- oder Supervision, um belastende Fälle zu reflektieren, emotionale Reaktionen einzuordnen und fachliche Sicherheit zu gewinnen. Gerade bei Überforderung, Ratlosigkeit oder der Reaktivierung eigener aversiver Erfahrungen (vgl. **AB 45** »Reflexion eigener Kindheitserfahrungen«) sollte Supervision oder Selbsterfahrung in Anspruch genommen werden.
- **Abgrenzung und Selbstschutz.** Es ist wichtig, die eigenen emotionalen und fachlichen Grenzen zu erkennen und zu respektieren. Kinderschutzarbeit eignet sich nicht für Alleingänge oder das Ausleben eines Sendungsbewusstseins. Die bewusste Abgrenzung gegenüber den Problemen der Klient:innen schützt vor Überidentifikation und sekundärer Traumatisierung. Eigene biografische Erfahrungen mit Berührungspunkten zu den Erfahrungen mit Familien im Kontext von Kindeswohlgefährdungen können das Vorgehen in diesen Fällen beeinflussen und sollten reflektiert werden (vgl. **AB 45** »Reflexion eigener Kindheitserfahrungen«).
- **Strukturiertes Vorgehen und Orientierung.** Die Nutzung von Instrumenten (z. B. standardisierte Einschätzungsbögen) und die Konsultation von Kinderschutzgruppen schaffen Transparenz und reduzieren Unsicherheiten. Ein strukturiertes Vorgehen gibt Sicherheit und hilft, sich nicht in der Komplexität der Fälle zu verlieren, was wiederum das eigene Wohlergehen aufrechtzuerhalten hilft.
- **Kenntnis und Nutzung von Netzwerken.** Die Zusammenarbeit mit externen Fachstellen, Kinderschutzdiensten, Kliniken, kollegialen Arbeitskreisen und Jugendämtern entlastet und erweitert die Handlungsmöglichkeiten. Das Wissen um lokale Netzwerke und die Möglichkeit, sich bei Unsicherheiten Hilfe zu holen, ist ein wichtiger Schutzfaktor.
- **Dokumentation und Reflexion.** Eine sorgfältige Dokumentation der Einschätzungen, Interventionen und Entscheidungsprozesse hilft, das eigene Handeln zu strukturieren und nachvollziehbar zu machen. Dies schützt auch rechtlich und unterstützt die Reflexion im Team oder in der Supervision.
- **Selbstfürsorge im Alltag.** Dazu zählen Pausen, Ausgleich durch Freizeitaktivitäten, Bewegung, soziale Kontakte und ggf. Entspannungsverfahren. Die bewusste Pflege eigener Ressourcen stellt eine Voraussetzung für langfristige Belastbarkeit dar.

Reflexion eigener Kindheitserfahrungen

Dass wir als Therapeut:innen unsere eigenen biografischen Erfahrungen mit in die Arbeit mit unseren Patient:innen nehmen, ist sicher psychotherapeutisches Allgemeinwissen. Im Umgang mit Familien, in denen das Kindeswohl gefährdet erscheint, kann es uns daher passieren, dass unsere eigenen Kindheitserfahrungen uns daran hindern, einen neutralen Blick zu behalten und fachgerecht zu analysieren und zu handeln. In diesem Zusammenhang können uns folgende Reflexionsfragen helfen, angemessener mit entsprechenden Fällen umzugehen.

Welche Situationen in schwierigen Familien haben mich schon besonders aufgewühlt, intensive Gefühle bei mir hervorgerufen oder mich verunsichert?

....

....

....

....

....

....

....

....

....

....

....

Welche eigenen biografischen Erfahrungen sind möglicherweise mit diesen verunsichernden oder aufwühlenden Situationen assoziiert? Welche eigenen Kindheitserfahrungen tragen möglicherweise zu meiner emotionalen Berührtheit oder Verunsicherung bei?

....

....

....

....

Reflexion eigener Kindheitserfahrungen

....

....

....

....

....

....

....

....

Wie kann ich meine eigene emotionale Betroffenheit verringern, klarer bei den aktuellen Herausforderungen bleiben und mich emotional besser abgrenzen?

....

....

....

....

....

....

....

....

....

....

....

....

Literatur

Ainsworth, M.D.S., Blehar, M.C., Waters, E. & Wall, S. (1978). Patterns of Attachment. Hillsdale: Erlbaum.

Alberstötter, U. (2004). Professionelles Handeln zwischen Hilfe und Kontrolle im Kontext des begleiteten Umgangs. In A. Hundsalz & K. Menne (Hrsg.), Jahrbuch der Erziehungsberatung (S. 139–156). Weinheim: Juventa.

American Academy for Child and Adolescent Psychiatry (2005). Practice Parameter for the Assessment and Treatment of Children and Adolescents with Reactive Attachment Disorder of Infancy and Early Childhood. Journal of the American Academy of Child and Adolescent Psychiatry, 44, 1206–1219.

AWMF (2019). S 3+ Leitlinie Kindesmisshandlung, -missbrauch, -vernachlässigung unter Einbindung der Jugendhilfe und Pädagogik (Kinderschutzleitlinie). https://register.awmf.org/de/leitlinien/detail/027-069 [01.09.2025]

Bandura, A. (1997). Self Efficacy: The Exercise of Control. New York: Worth.

Barth, M. (2022). Gewichtige Anhaltspunkte für Kindeswohlgefährdung in der frühen Kindheit aus medizinischer und psychosozialer Perspektive. Expertise. Beiträge zur Qualitätsentwicklung im Kinderschutz 10. Köln: Nationales Zentrum Frühe Hilfen (NZFH). https://www.fruehehilfen.de/service/publikationen/einzelansicht-publikationen/titel/expertise-gewichtige-anhaltspunkte-fuer-kindeswohlgefaehrdung/ [01.09.2025]

Bayerisches Landesjugendamt (2013). Sozialpädagogische Diagnose-Tabelle, Hilfeplan & Teilhabeplan. https://www.blja.bayern.de/imperia/md/content/stmas/blja_2024/pdf/sozialpaedagogische_hilfetabelle_hilfeplan_teilhabeplan_barrierefrei_2020.pdf [7.7.2025].

Becker-Stoll, F., Beckh, K. & Berkic, J. (2018). Bindung. Eine sichere Basis fürs Leben. München: Kösel.

Behringer, J. (2017). Das innere Arbeitsmodell von Bindung bei Erwachsenen. In B. Strauß & H. Schauenburg (Hrsg.), Bindung in Psychologie und Medizin. Grundlagen, Klinik und Forschung – Ein Handbuch (S. 54–78). Stuttgart: Kohlhammer.

Bender, D. & Lösel, F. (2005). Misshandlung von Kindern: Risikofaktoren und Schutzfaktoren. In G. Deegener & W. Körner (Hrsg.), Kindesmisshandlung und Vernachlässigung (S. 317–346). Göttingen: Hogrefe.

Borg-Laufs, M. (2020). Die Funktionale Verhaltensanalyse. Heidelberg: Springer.

Borg-Laufs, M. & Dittrich, K. (Hrsg.) (2010). Psychische Grundbedürfnisse in Kindheit und Jugend. Tübingen: DGVT-Verlag.

Borg-Laufs, M. & Spancken, A. (2010). Psychische Grundbedürfnisse bei gesunden und bei psychisch kranken Kindern und Jugendlichen: Ergebnisse einer empirischen Untersuchung. In M. Borg-Laufs & K. Dittrich (Hrsg.), Psychische Grundbedürfnisse in Kindheit und Jugend (S. 23–38). Tübingen: dgvt.

Borg-Laufs, M., Breithaupt-Peters, M. & Jankowsky, E. (2025). Therapietools Bindung und Bindungsstörungen (2. Aufl.). Weinheim: Beltz.

Borg-Laufs, M., Gahleitner, S. & Hungerige, H. (2018). Schwierige Situationen in Therapie und Beratung mit Kindern und Jugendlichen (2. Aufl.). Weinheim: Beltz.

Boris, N.W., Hinshaw-Fuselier, S.S., Smyke, A.T., Scheeringa, M.S., Heller, S.S. & Zeanah, C.H. (2004). Comparing criteria for attachment disorders: Establishing reliability and validity in high-risk samples. Journal of the American Academy of Child and Adolescent Psychiatry, 43, 568–577.

Bretherton, I., Suess, G., Golby, B. & Oppenheim, D. (2001). Assessment story completion task (ASCT). Methode zur Erfassung der Bindungsqualität im Kindergartenalter durch Geschichtenergänzungen im Puppenspiel. In G.J. Suess, H. Scheuerer-Englisch & W.K. Pfeiffer (Hrsg.), Bindungstheorie und Familiendynamik (S. 83–124). Gießen: Psychosozial.

Brisch, K.H. (2006). Adoption aus der Perspektive der Bindungstheorie und Therapie. In K.H. Brisch & T. Hellbrügge (Hrsg.), Kinder ohne Bindung (S. 222–258). Stuttgart: Klett-Cotta.

Brisch, K.H. (2009). Bindungsstörungen. Von der Bindungstheorie zur Therapie. Stuttgart: Klett-Cotta.

Brisch, K.H. (2019). Bindungsbasierte Beratung und Psychotherapie. Stuttgart: Klett-Cotta.

Britze, H., Dittmann, A., Hillmeier, H. & Huber, G. (2013). Sozialpädagogische Diagnose-Tabelle & Hilfeplan. Arbeitshilfe zur Anwendung der Instrumente bei der Prüfung von Anhaltspunkten für eine Gefährdung des Kindeswohls, der Abklärung von Leistungsvoraussetzungen einer Hilfe zur Erziehung und der Durchführung des Hilfeplanverfahrens in der Praxis. München: Zentrum Bayern Familie und Soziales, Bayerisches Landesjugendamt. https://www.blja.bayern.de/imperia/md/content/blvf/bayerlandesjugendamt/sdt_stand_03112020.pdf. [01.09.2025]

Bundeskonferenz für Erziehungsberatung (bke) e. V. (2013). Beratung von Hochkonflikt-Familien im Kontext des FamFG. Informationen für Erziehungsberatungsstellen 1 / 2013, 3–10.

Bundesministerium der Justiz (2024). Praxishinweise zum Verhältnis von Psychotherapie und Strafverfahren. https://hdr4.bmj.de/SharedDocs/Publikationen/DE/Fachpublikationen/Praxishinweise_Psychotherapie.pdf?__blob=publicationFile&v=3 [03.11.2025].

Bundespsychotherapeutenkammer (bptk) (2025). Elektronische Patientenakte am 1. Oktober verpflichtend für Leistungserbringer*innen. https://www.bptk.de/neuigkeiten/elektronische-patientenakte-ab-1-oktober-verpflichtend-fuer-leistungserbringer-innen/ [12.10.2025]

Chu, A.T., Pineda, A.S., DePrince, A.P. & Freyd, J.J. (2011). Vulnerability and protective factors for child abuse and maltreatment. In W.J. White, M.P. Koss & A.E. Kazdin (Eds.), Violence against women and children, Vol. 1: Mapping the terrain (pp. 55–75). Washington: American Psychological Association.

Deegener, G. (1995). Sexueller Missbrauch: Die Täter. Weinheim: Beltz.

Deegener, G., Spangler, G., Körner, W. & Becker, N. (2009). EBSK. Eltern-Belastungs-Screening zur Kindeswohlgefährdung. Göttingen: Hogrefe.

Derr, R., Hartl, J., Mosser, P., Eppinger, S. & Kindler, H. (2017). Kultur des Hinhörens. Sprechen über sexuelle Gewalt, Organisationsklima und Prävention in stationären Einrichtungen der Jugendhilfe. Zentrale Ergebnisse. München: Deutsches Jugendinstitut.

Destatis (2024). Statistik über den Schutzauftrag bei Kindeswohlgefährdung. https://www.destatis.de/DE/Themen/Gesellschaft-Umwelt/Soziales/Kinderschutz/Publikationen/_publikationen-innen-kj-gefaehrdung-schutz.html [03.11.2025].

Deutscher Bundestag (2018). Zum Kindeswohl in Artikel 3 Absatz 1 UN-Kinderrechtskonvention. https://www.destatis.de/DE/Themen/Gesellschaft-Umwelt/Soziales/Kinderschutz/Publikationen/_publikationen-innen-kj-gefaehrdung-schutz.html [16.12.2025].

Dittrich, K. & Borg-Laufs, M. (2011). Qualifizierte Diagnostik im Bereich der Kindeswohlgefährdung: Der »Mönchengladbacher Befundbogen zur Kindeswohlgefährdung«. In S.B. Gahleitner, K. Fröhlich-Gildhoff, M. Schwarz & F. Wetzorke (Hrsg.), Ich sehe was, was du nicht siehst … Gemeinsamkeiten und Unterschiede der verschiedenen Perspektiven in der Kinder- und Jugendlichenpsychotherapie (S. 150–167). Stuttgart: Kohlhammer.

Dietrich, P. S., Fichtner, J., Halatcheva, M., Sander, E. & Weber, M. (2010). Arbeit mit hochkonflikthaften Trennungs- und Scheidungsfamilien: Eine Handreichung für die Praxis. München: Deutsches Jugendinstitut.

Eichler, A. (2011). Aussagekraft und Anwendungsmöglichkeiten des Eltern-Belastungs-Screening zur Kindeswohlgefährdung (EBSK) in der Praxis: Untersuchungen zur Güte der Messung. Dissertation, Universität Erlangen-Nürnberg.

Eismann, G. & Lammers, C. H. (2017). Therapie-Tools Emotionsregulation. Weinheim: Beltz.

Esser, G., Laucht, M. & Schmidt, M.H. (1994). Die Auswirkungen psychosozialer Risiken für die Kindesentwicklung. In D. Karch (Hrsg.), Die Auswirkungen psychosozialer Risiken für die Kindesentwicklung (S. 143–157). Darmstadt: Steinkopff.

Fegert, J. (2019). 30 Jahre Kinderrechtskonvention der Vereinten Nationen. Zeitschrift für Kinder- und Jugendpsychiatrie und Psychotherapie, 47 (3), 189–192.

Fegert, J., Hoffmann, U., Spröber, N. & Liebhardt, H. (2013). Sexueller Missbrauch von Kindern und Jugendlichen. Aktuelle (fach-)politische Diskussion und Überblick über Definitionen, Epidemiologie, Diagnostik, Therapie und Prävention. Bundesgesundheitsblatt (56), 199–207.

Felitti, V.J., Anda, R.F., Nordenberg, D., Williamson, D.F., Spitz, A.M., Edwards, V., Koss, M.P. & Marks, J. S. (1998). Relationship of childhood abuse and household dysfunction to many of the leading causes of death in adults: The Adverse Childhood Experiences (ACE) Study. American Journal of Preventive Medicine, 14, 245–258.

Felitti, V.J., Fink, P.J., Fishkin, R.E. & Anda, R.F. (2007). Ergebnisse der Adverse Childhood Experiences (ACE)-Studie zu Kindheitstrauma und Gewalt. Trauma und Gewalt (3), 18–32.

Fichtner, J., Dietrich, P. S., Halatcheva, M., Hermann, U. & Sandner, E. (2010). Kinderschutz bei hochstrittiger Elternschaft. Wissenschaftlicher Abschlussbericht. München: Deutsches Jugendinstitut.

Finkelhor, D. (1984). Child sexual abuse: New theory and research. New York: Free Press.

Finkelhor, D., Cuevas, C.A. & Drawbridge, D. (2016). The Four Preconditions Model. In D.P. Boer (Ed.), The Wiley Handbook on the Theories, Assessment and Treatment of Sexual Offending (pp. 25–51). New York: Wiley.

Gerber, C.H. & Kindler, H. (2020). Kriterien einer qualifizierten Gefährdungseinschätzung. München: Deutsches Jugendinstitut. https://www.kvjs.de/fileadmin/dateien/Jugend_Mitglieder/Qualitaetsentwicklung_Kinderschutz/E03_Expertise_DJI_Kriterien_einer_qualifizierten_Gefaehrdungseinschaetzung__002_.pdf [01.09.2025]

Gerke, S., Rassenhofer, M. & Fegert, J.M. (2023). Sexueller Missbrauch. Definition, Prävalenzen, Schädigungsmechanismen und Folgen. In J.M. Fegert, Th. Meysen, H. Kindler, K. Chauviré-Geib, U. Hofmann & Schumann, E. U. (Hrsg.), Gute Kinderschutzverfahren. Tatsachenwissenschaftliche Grundlagen, rechtlicher Rahmen und Kooperation im familiengerichtlichen Verfahren (S. 337–354). Heidelberg: Springer.

Gloger-Tippelt, G. & König, L. (2016). Bindung in der mittleren Kindheit. Das Geschichtenergänzungsverfahren zur Bindung 5- bis 8-jähriger Kinder (GEV-B) (2. Aufl.). Weinheim: Beltz.

Gossmann, E. & Fegert, J.M. (2024). Emotionale Misshandlung von Kindern und Jugendlichen – Definitionen, Häufigkeiten, Risikofaktoren und psychische Folgen. Praxis der Kinderpsychologie und Kinderpsychiatrie, 73, 28–54.

Grawe, K. (2004). Neuropsychotherapie. Göttingen: Hogrefe.

Grossmann, K. & Grossmann, K.E. (2012). Bindungen: Das Gefüge psychischer Sicherheit. Stuttgart: Klett-Cotta.

Häuser, W., Schmutzer, G., Brähler, E. & Glaesmer, H. (2011). Misshandlungen in Kindheit und Jugend. Ergebnisse einer Umfrage in einer repräsentativen Stichprobe. Deutsches Ärzteblatt, 108 (17), 287–294.

Howe, D. (2015). Bindung über die Lebensspanne. Grundlage und Konzepte der Bindungstheorie. Paderborn: Junfermann.

Iwanski, A. & Zimmermann, P. (2020). Bindungsstörungen. In N. Beck (Hrsg.), Therapeutische Heimerziehung. Grundlagen, Rahmenbedingungen, Methoden (S. 299–306). Freiburg: Lambertus.

Kepert, J., Dexheimer, A., Fegert, J.M., Macsenaere, M., Kepert, S. & Feist-Ortmanns, M. (2023). Praxishandbuch Kinderschutz für Fachkräfte und insoweit erfahrene Fachkräfte: Der Schutzauftrag nach § 8a SGB VIII – Rechtliche, psychologische und pädagogische Aspekte. Köln: Reguvis.

Kindler, H. (2006a). Welche Einschätzungsaufgaben stellen sich in Gefährdungsfällen? In H. Kindler, S. Lillig, H. Blüml, T. Meysen & A. Werner (Hrsg.), Handbuch Kindeswohlgefährdung nach § 1666 BGB und Allgemeiner Sozialer Dienst (ASD) (S. 357–364). München: Deutsches Jugendinstitut.

Kindler, H. (2006b). Wie kann die Veränderungsbereitschaft und -fähigkeit von Eltern eingeschätzt werden? In H. Kindler, S. Lillig, H. Blüml, T. Meysen & A. Werner (Hrsg.), Handbuch Kindeswohlgefährdung nach § 1666 BGB und Allgemeiner Sozialer Dienst (ASD) (S. 459–462). München: Deutsches Jugendinstitut.

Kindler, H. (2012). Fachlich gestaltete Gespräche mit Kindern im Kinderschutz. Eine Forschungsübersicht. In W. Thole, A. Retkowski & B. Schäuble (Hrsg.), Sorgende Arrangements. Kinderschutz zwischen Organisation und Familie (S. 203–216). Wiesbaden: VS Verlag.

Kindler, H. (2023). Wie verstehen Kinder Vernachlässigung, Misshandlung und Missbrauch? In J.M. Fegert, Th. Meysen, H. Kindler, K. Chauviré-Geib, U. Hofmann & Schumann, E. U. (Hrsg.), Gute Kinderschutzverfahren. Tatsachenwissenschaftliche Grundlagen, rechtlicher Rahmen und Kooperation im familiengerichtlichen Verfahren (S. 261–274). Heidelberg: Springer.

Kindler, H. & Zimmermann, P. (2006). Bindung und Erziehungsfähigkeit. In H. Kindler, S. Lillig, H. Blüml & A. Werner (Hrsg.), Handbuch Kindeswohlgefährdung nach § 1666 BGB und Allgemeiner Sozialer Dienst (ASD) (S. 64.1–64.6). München: Deutsches Jugendinstitut. https://www.dji.de/fileadmin/user_upload/bibs/asd_handbuch.pdf [24.11.2025]

Kindler, H., Lillig, S. & Küfner, M. (2006a). Rückführung von Pflegekindern nach Misshandlung bzw. Vernachlässigung in der Vorgeschichte: Forschungsübersicht zu Entscheidungskriterien. Das Jugendamt, 1, 9–17.

Kindler, H., Lillig, S., Blüml, H., Meysen, T. & Werner, A. (Hrsg.). (2006b). Handbuch Kindeswohlgefährdung nach § 1666 BGB und Allgemeiner Sozialer Dienst (ASD). München: Deutsches Jugendinstitut.

Kliemann, A. (2010). Rechtliche Rahmenbedingungen der Kommunikation zwischen Gesundheitshilfe und anderen Professionen im Kinderschutz. München: Deutsches Jugendinstitut. https://kinderschutzhotline.de/pluginfile.php/318/mod_label/intro/Informationen_Rechtliche%20Rahmenbedingungen%20in%20der%20Kommunikation%20zw.%20Gesundheitshilfe%20und%20anderen%20Professionen.pdf. [24.11.2025]

Kliemann, A. & Fegert, J.M. (2011). Informationsweitergabe im Kinderschutz: Endlich eine klare Mitteilungsbefugnis durch das neue Bundeskinderschutzgesetz? Zeitschrift für Rechtspolitik, 44 (4), 110–112.

König, L. (2020). Trauma und Bindung in der Kindheit. Grundwissen für Fachkräfte der frühen Bildung. Stuttgart: Kohlhammer.

Lorenz, S. & Liel, Ch. (2018). Kindeswohlgefährdungen im Kontext familiärer Belastung. München: Deutsches Jugendinstitut. https://www.dji.de/veroeffentlichungen/literatursuche/detailansicht/literatur/26595-kindeswohlgefaehrdungen-im-kontext-familiaerer-belastung.html [24.11.2025]

Lutzker, J.R. & Bigelow, K.M. (2020). Kindeswohlgefährdung vermeiden – elterliche Kompetenz stärken. Tübingen: dgvt.

Macsenaere, M., Paries, G. & Arnold, J. (o. J.). Evaluation der Sozialpädagogischen Diagnose-Tabellen. Abschlussbericht. Mainz: Institut für Kinder- und Jugendhilfe. https://www.ikj-online.de/wp-content/uploads/sites/3/2019/12/EST-Abschlussbericht.pdf [24.11.2025].

Main, M. & Solomon, J. (1986). Discovery of an insecure-disorganized / disoriented attachment pattern. In T.B. Brazelton & M.W. Yogman (Eds.), Affective development in infancy (pp. 121–160). Norwood, NJ: Ablex.

Malter, C. & Nabert, B. (2007): Gelingende und misslingende Rückführungen von Pflegekindern in ihre Herkunftsfamilien. In Stiftung zum Wohl des Pflegekindes (Hrsg.), 4. Jahrbuch des Pflegekinderwesens. Rückkehr oder Verbleib? Perspektiven für Pflegekinder aus psychologischer und rechtlicher Sicht (S. 129–140). Idstein: Schulz-Kirchner.

Maywald, J. (2019). Kindeswohl in der Kita. Leitfaden für die pädagogische Praxis. Freiburg: Herder.

Nienstedt, M. & Westermann, A. (1989). Pflegekinder. Psychologische Beiträge zur Sozialisation von Kindern in Ersatzfamilien. Münster: Votum.

Nienstedt, M. & Westermann, A. (2006). Zur Entwicklung neuer Eltern-Kind-Beziehungen in Pflegefamilien. In G. Roloff & B. Zoeke (Hrsg.), 10x Gerechtigkeit. Unterwegs mit Sisyphos (S. 96–108). Lengerich: Pabst Science Publishers.

Noeker, M. & Franke, I. (2018). Strukturierte Befragung von Kindern bei Kindeswohlgefährdung: Die deutsche Version des NICHD-Interviewprotokolls in seiner revidierten Fassung. Bundesgesundheitsblatt, 6, 1587–1602.

Noeker, M. & Keller, K.M. (2002). Münchhausen-by-proxy-Syndrom als Kindesmisshandlung. Monatsschrift für Kinderheilkunde, 150, 1357–1369.

Omer, H. & Streit, P. (2019). Neue Autorität: Das Geheimnis starker Eltern. Göttingen: Vandenhoeck & Ruprecht.

Paul, S. & Dietrich, P. S. (2007). Expertise aus dem Projekt »Hochstrittige Elternschaft – aktuelle Forschungslage und Praxissituation.« Potsdam: IFK.

Plener, P.L., Ignatius, A., Huber-Lang, M. & Fegert, J.M. (2017). Auswirkungen von Missbrauch, Misshandlung und Vernachlässigung im Kindesalter auf die psychische und physische Gesundheit im Erwachsenenalter. Nervenheilkunde, 3, 161–167.

Poethko-Müller, C., Kuntz, B., Lampert, T. & Neuhauser, H. (2018). KiGGS Welle 2 – Erste Ergebnisse aus Querschnitt- und Kohortenanalysen. Journal of Health Monitoring, 3 (1), 8–14.

Reinhold, C. & Kindler, H. (2006). Was ist über familiäre Kontexte, in denen Gefährdungen auftreten, bekannt? In H. Kindler, S. Lillig, H. Blüml, T. Meysen & A. Werner (Hrsg.), Handbuch Kindeswohlgefährdung nach § 1666 BGB und Allgemeiner Sozialer Dienst (ASD) (S. 133–136). München: Deutsches Jugendinstitut.

Rosenberg, M.B. (2016). Gewaltfreie Kommunikation. Eine Sprache des Lebens. Paderborn: Junfermann.

Rutter, M. (2006). Die psychischen Auswirkungen früher Heimerziehung. In K.H. Brisch & T. Hellbrügge (Hrsg.), Kinder ohne Bindung (S. 91–137). Stuttgart: Klett-Cotta.

Rygaard, N.P. (2006). Schwerwiegende Bindungsstörung in der Kindheit. Wien: Springer.

Saß, A. C., Kuhnert, R. & Gutsche, J. (2018). Unfallverletzungen bei Kindern und Jugendlichen in Deutschland – Querschnittergebnisse aus KiGGS Welle 2 und Trends. Journal of Health Monitoring, 3 (3), 54–59.

Saß, A. C., Poethko-Müller, C. & Rommel, A. (2014). Das Unfallgeschehen im Kindes- und Jugendalter – Aktuelle Prävalenzen, Determinanten und Zeitvergleich. Ergebnisse der KiGGS-Studie – Erste Folgebefragung (KiGGS Welle 1). Bundesgesundheitsblatt, 57, 789–797.

Strobel, B., Liel, C. & Kindler, H. (2008). Validierung und Evaluation des Kinderschutzbogens. München: Deutsches Jugendinstitut. https://www.dji.de/file admin/user_upload/bibs/Evaluation_Kinderschutz bogen.pdf [24.11.2025]

Strüber, N. (2016). Die erste Bindung. Wie Eltern die Entwicklung des kindlichen Gehirns prägen. Stuttgart: Klett-Cotta.

Troutman, B. (2015). Integrating Behaviorism and Attachment Theory in Parent Coaching. New York: Springer.

Unterstallter, A. (2006). Wie kann ein Verdacht auf sexuellen Missbrauch abgeklärt werden? In H. Kindler, S. Lillig, H. Blüml, T. Meysen & A. Werner (Hrsg.), Handbuch Kindeswohlgefährdung nach § 1666 BGB und Allgemeiner Sozialer Dienst (ASD) (S. 430–439). München: Deutsches Jugendinstitut.

Van Ijzendoorn, M.H. (1995). Adult attachment representations, parental responsiveness, and infant attachment: A meta-analysis on the predictive validity of the Adult Attachment Interview. Psychological Bulletin, 117, 387–403.

Witt, A. (2023). Selbstschutz, Abgrenzung und Psychohygiene im Kinderschutz in Jugendämtern. München: Deutsches Jugendinstitut. https://www.kvjs.de/file admin/dateien/jugend/Kinderschutz/Praxisorientier te_Weiterentwicklung_der_Kinderschutzverfahren_ BW/Selbstschutz__Abgrenzung_und_Psychohygiene_ im_Kinderschutz_in_Jugendaemtern.pdf [24.11.2025]

Witt, A., Sachser, C., Plener, P.L., Brähler, E. & Fegert, J.M. (2019). Prävalenz und Folgen belastender Kindheitserlebnisse in der deutschen Bevölkerung. Deutsches Ärzteblatt, 116 (38), 635–642.

Zeanah, C.H., Smyke, A.T., Koga, S.F. & Carlson, E. (2005). Attachment in institutionalized and community children in Romania. Child Development, 26, 1015–1028.

Ziegenhain, U. & Kindler, H. (2023). Vernachlässigung als Kindeswohlgefährdung. In J.M. Fegert, Th. Meysen, H. Kindler, K. Chauviré-Geib, U. Hofmann & U. Schumann (Hrsg.), Gute Kinderschutzverfahren. Tatsachenwissenschaftliche Grundlagen, rechtlicher Rahmen und Kooperation im familiengerichtlichen Verfahren (S. 275–290). Heidelberg: Springer.

Ziegenhain, U., Fegert, J.M., Ostler, T. & Buchheim, A. (2007). Risikoeinschätzung bei Vernachlässigung und Kindeswohlgefährdung im Säuglings- und Kleinkindalter – Chancen früher beziehungsorientierter Diagnostik. Praxis der Kinderpsychologie und Kinderpsychiatrie, 56 (5), 410–428.

Zimmermann, P. (2017). Bindung an den Vater: Eine andere Bindung? In P. Zimmermann & G. Spangler (Hrsg.), Feinfühlige Herausforderung. Bindung in Familie, Kita, Kinderheim und Jugendhilfe (S. 191–208). Gießen: Psychosozial.

Bildnachweis

© GettyImages: **INFO 11**: stu kaii, rambo182, miniature, Nur Kholis; **AB 26**: Aluna1; **AB 27**: Natalja Cernecka; **AB 32**: Dimitris66, Ilerlok_Xolms, Dshnrgc, Huseyn Mehdizade, designer29; **AB 35**: Maksym Drozd, Abbasy Kautsar, Maksim Ankuda

AB 28: MS-Word